U0359035

身体大发现 认识我自己

不可思议的身体

[日]La Zoo 文　[日]菅原启子 图　杨鑫仪 译

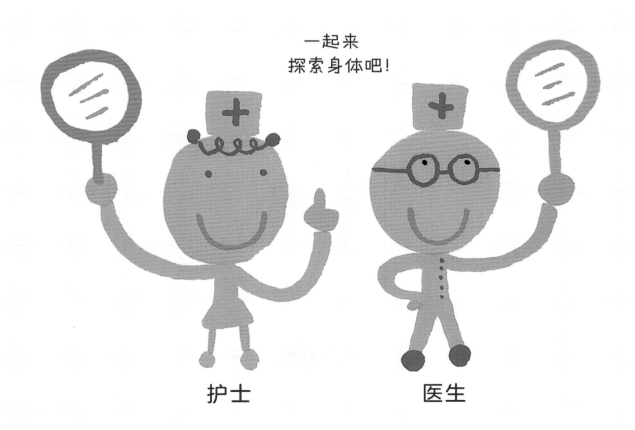

一起来
探索身体吧！

护士　　　　医生

乐乐趣

南京大学出版社

我们的身体有许多不可思议的地方，
用放大镜瞧一瞧吧。

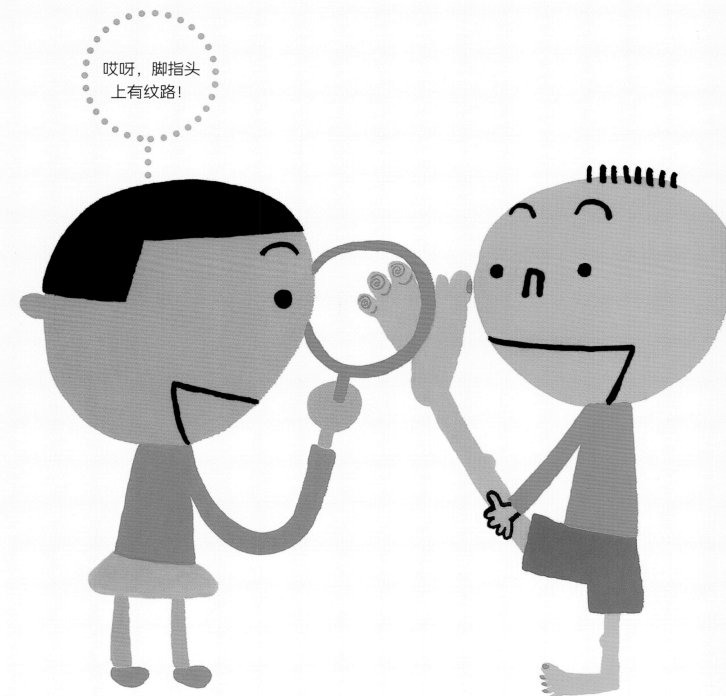

还没有这样好好看过
自己的身体呢。

后背是什么
样子呢?

这里有好多
小毛毛。

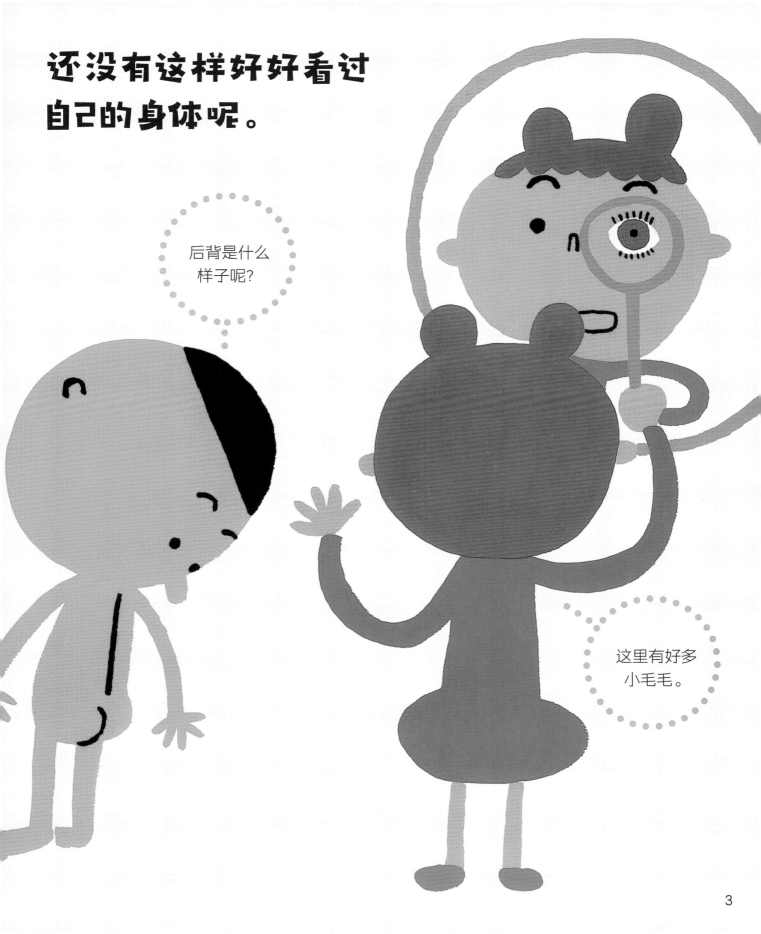

3

脸上的五官有大作用。

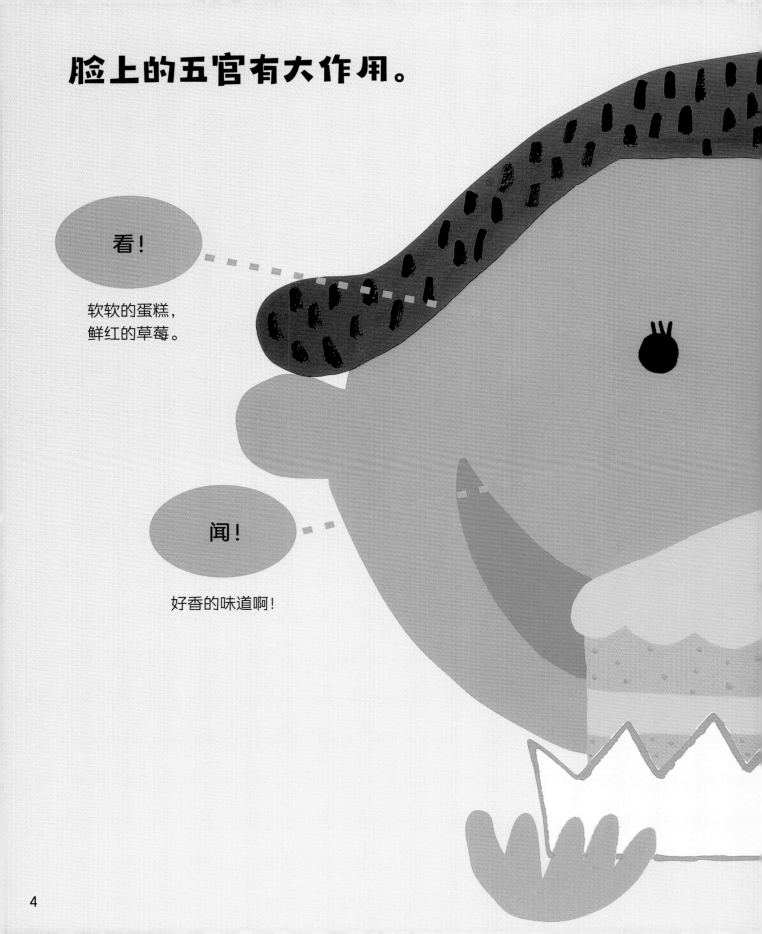

看！

软软的蛋糕，
鲜红的草莓。

闻！

好香的味道啊！

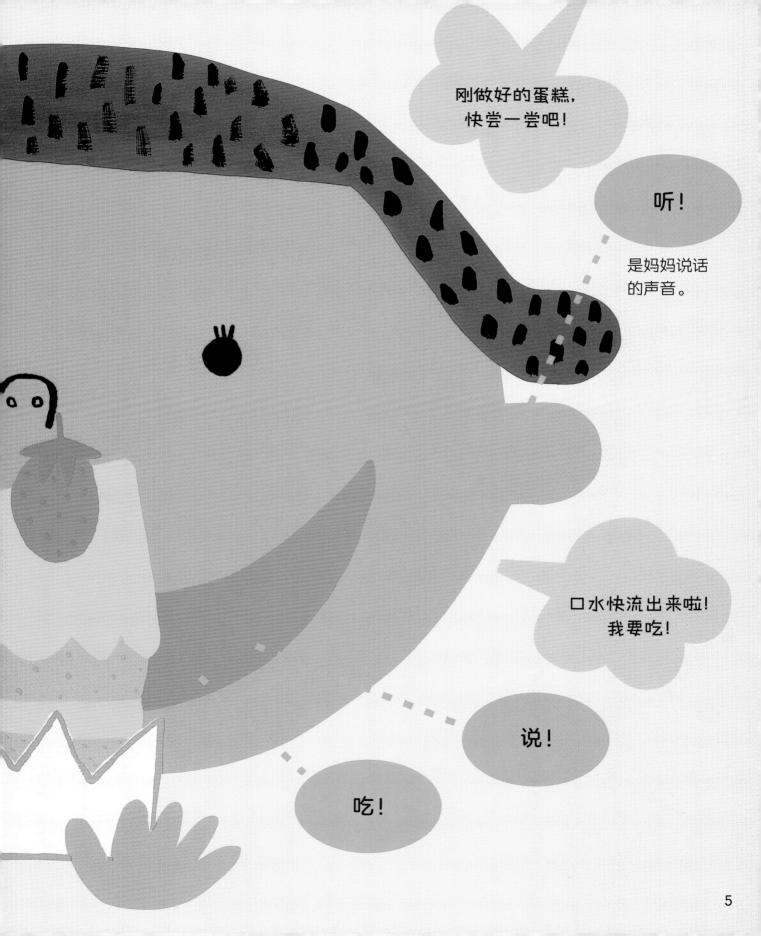

5

看看眼睛里有什么……

眼睛里有一个大大的圆。在大圆里，
还有一个小小的、黑黑的圆。

这是瞳孔。

瞳孔会变化。

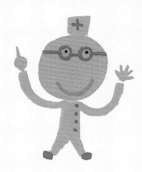

在黑暗的地方，瞳孔会变大。

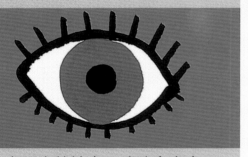

在明亮的地方，瞳孔会变小。

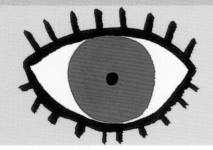

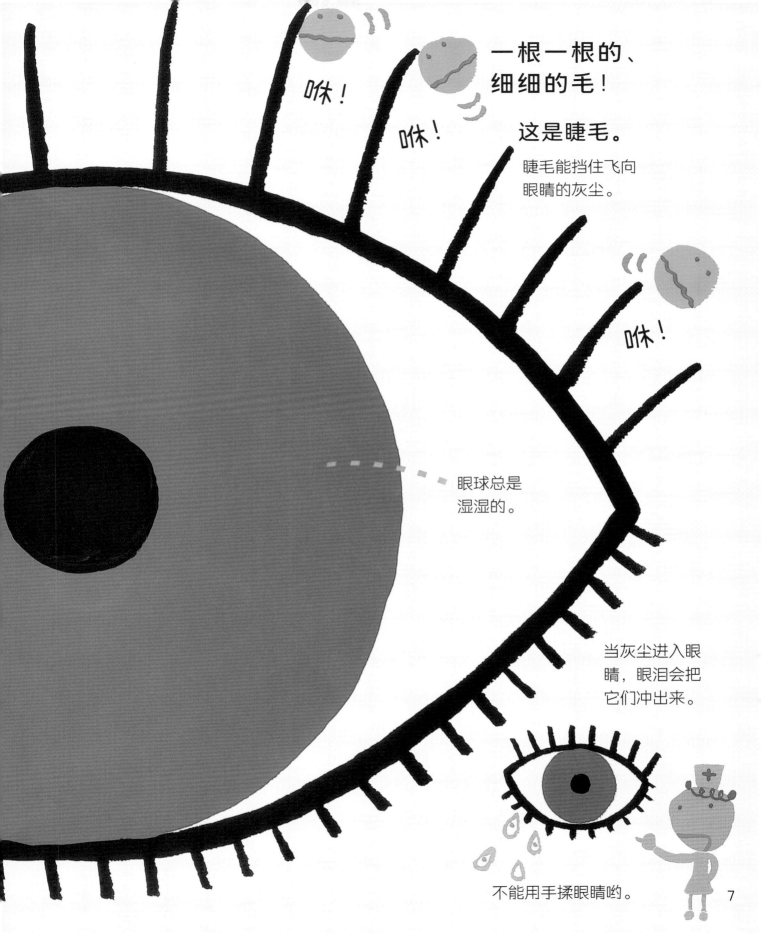

一根一根的、
细细的毛！

这是睫毛。

睫毛能挡住飞向
眼睛的灰尘。

咻！

咻！

咻！

眼球总是
湿湿的。

当灰尘进入眼
睛，眼泪会把
它们冲出来。

不能用手揉眼睛哟。

7

再来看看鼻子。

鼻孔里有短短的毛。

鼻子和耳朵之间有"管道"连通。如果擤鼻涕时太用力，耳朵就会嗡嗡响，甚至还会疼。

这是鼻毛。

飞进鼻子的灰尘，会被鼻毛挡住。

咻！

是什么流了出来？

这是鼻涕。

鼻涕能把鼻子里的细菌和灰尘带出来。

喂，这样做可不好！

不能把鼻屎弹到别人身上。

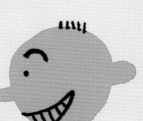

鼻涕变干后，就成了鼻屎。

看看耳朵里有什么……

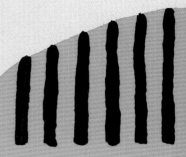

耳朵里面的"脏东西"叫
耵（dīng）聍（níng），
也叫作耳屎。

这是耳垂。

耳朵和鼻子里
有没有骨头呢？

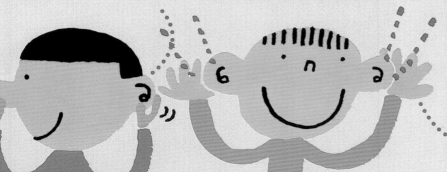

耳朵和鼻子里有软骨，
捏住可以动起来哟！

耳朵能听到很多声音。

试试这样做，会不会
听得更清楚呢？

瞧瞧嘴巴里有什么……

舌头上有许多凸起的小点，那是味蕾，可以品尝出各种味道。

舌根对苦味更敏感。

● 糖果

舌尖对甜味更敏感一些。

● 咖啡

食物混着口水，
比较容易吞咽。

● 柠檬

舌头两侧对
咸味和酸味
更敏感。

● 咖喱饭

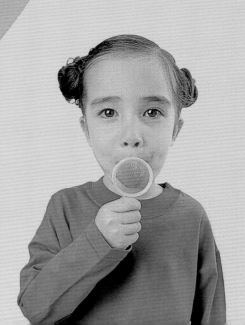

哇，脸能做好多表情呀！

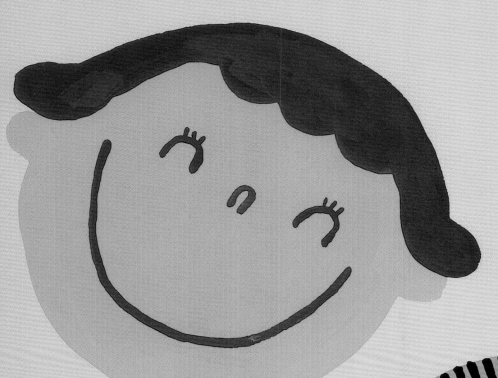

舒服！

心情会表现在脸上，表情也反映出心情。

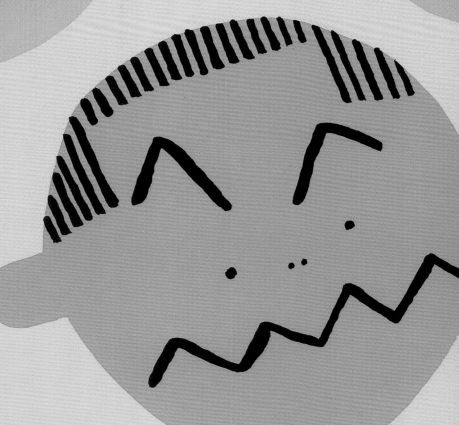

生气！

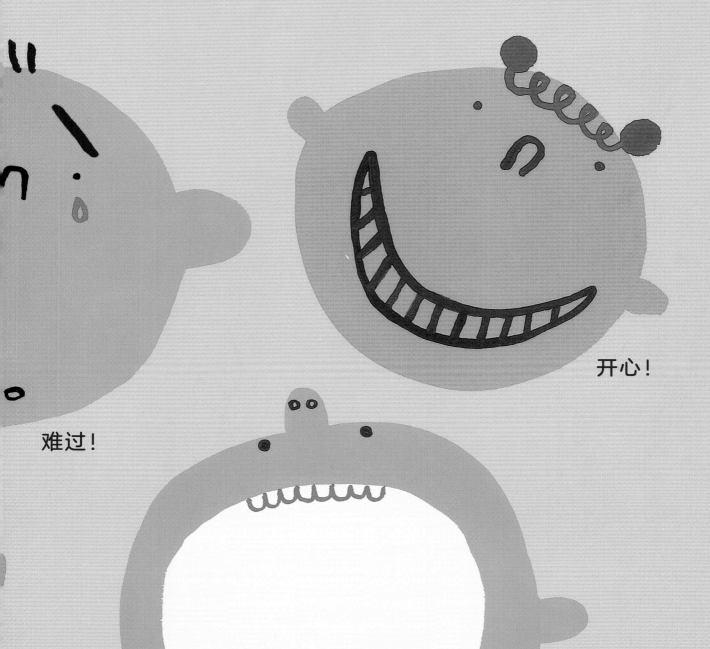

难过！

开心！

惊讶！

摸摸你的脸，感受一下做不同表情时，脸上的肌肉变化。

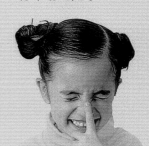

认真检查手指，找找指甲上的"小月牙"。

这个"小月牙"是什么呢？

用放大镜看看指甲。

"小月牙"在新指甲长出来的地方，在大拇指上更容易找到哟。

我会剪指甲

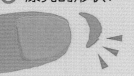

⭕ 漂亮的形状！

❌ 有点儿太方了。

沿着手指的形状剪，尽量剪圆一些，不要有方角。

孩子的指甲比大人的长得快，一星期就能长1毫米左右。

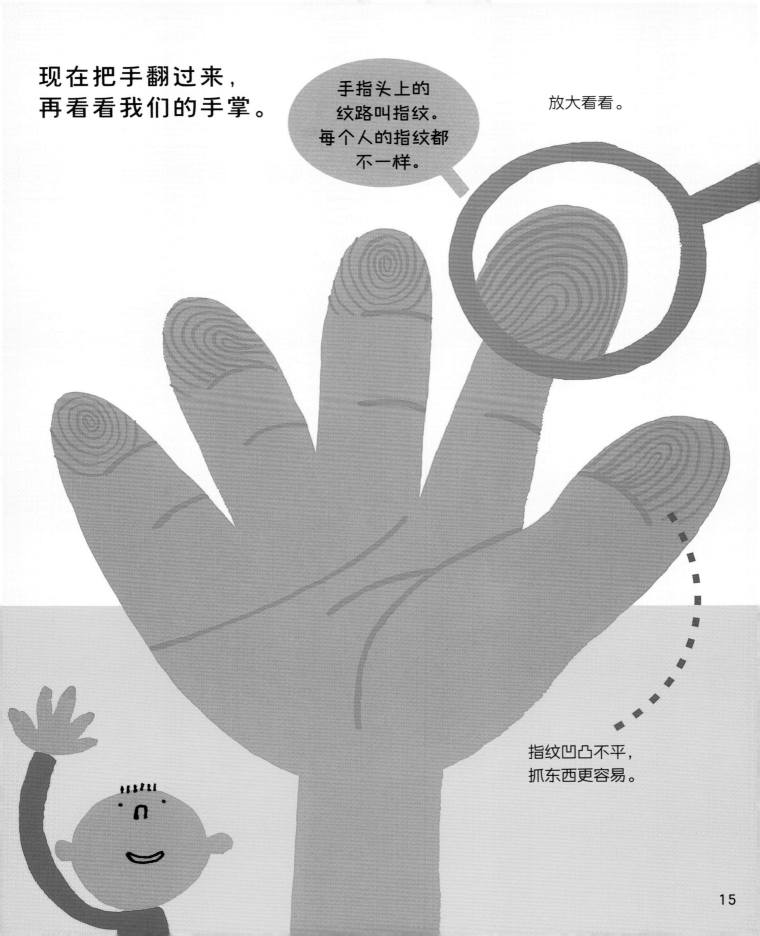

和大人的手比一比。

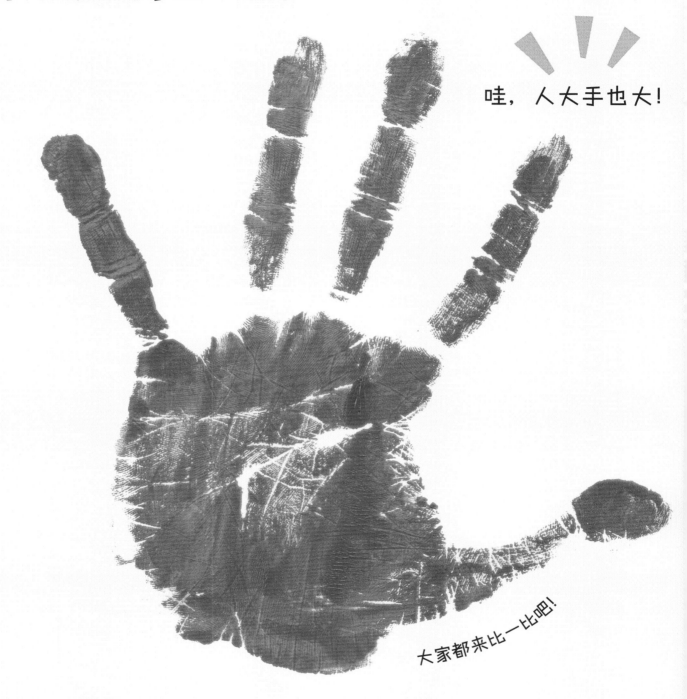

哇，人大手也大！

大家都来比一比吧！

 这是棒球运动员的手印。

"智慧线"
从食指和拇指中间出发，横向或斜向上延伸的弧线。

"生命线"
从食指和拇指中间出发，向下延伸的弧线。

有人认为，从手掌的纹路可以看出这个人是否健康。

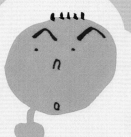

有人相信。

有人可一点儿也不信。

* 掌中横纹俗称智慧线，大鱼际纹俗称生命线。

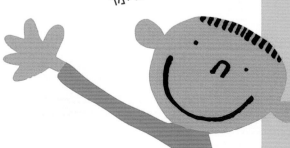

你也按个手印吧！

受伤的皮肤会结痂！

痂像"盖子"一样，保护着
伤口，使伤口更快恢复。

痂是怎么形成的呢？

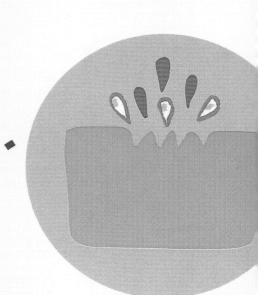

皮肤破了，会流血。

不能把痂抠掉！
就算很想，
也要控制住自己的手。

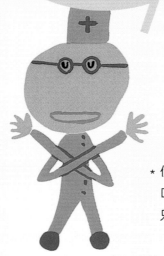

* 伤口要及时消毒。如果被割破或者刺破，且伤
口很深，要去医院处理。如果是轻微的擦伤，
只需要消毒，不要用创口贴盖住伤口。

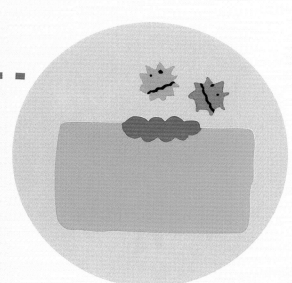

流血了，
要马上消毒，
贴上创口贴哟。

快快好起来！

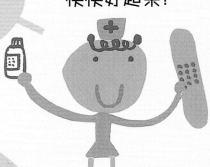

为了修复伤口，血液会凝结在皮肤破了的地方，让皮肤长出痂。

等新皮肤长出来，痂自然就脱落了。

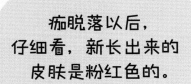

痂脱落以后，
仔细看，新长出来的
皮肤是粉红色的。

19

皮肤下面有细细的"管子"。

在手腕上就能看到。

这些"管子"是什么呢？

用力握拳，会看得更清楚。

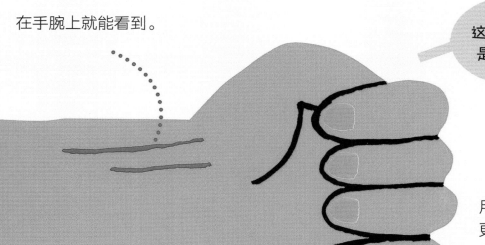

这是运输血液的管道 —— 血管。能看见的血管，叫静脉。还有一种血管叫动脉。

脚上也有。

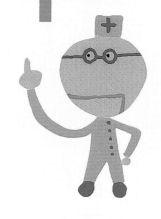

连脖子上都有呢。

按着这里，会感觉到 "怦怦" 的跳动。

是什么在跳动？

跑起来后，更容易感觉到。
这就是动脉。

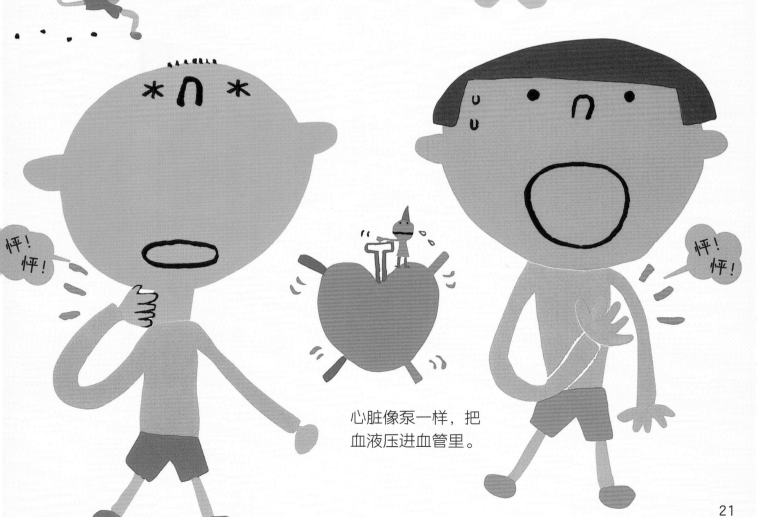

心脏像泵一样，把
血液压进血管里。

发现身上有硬硬的东西，
还有能转动的东西。

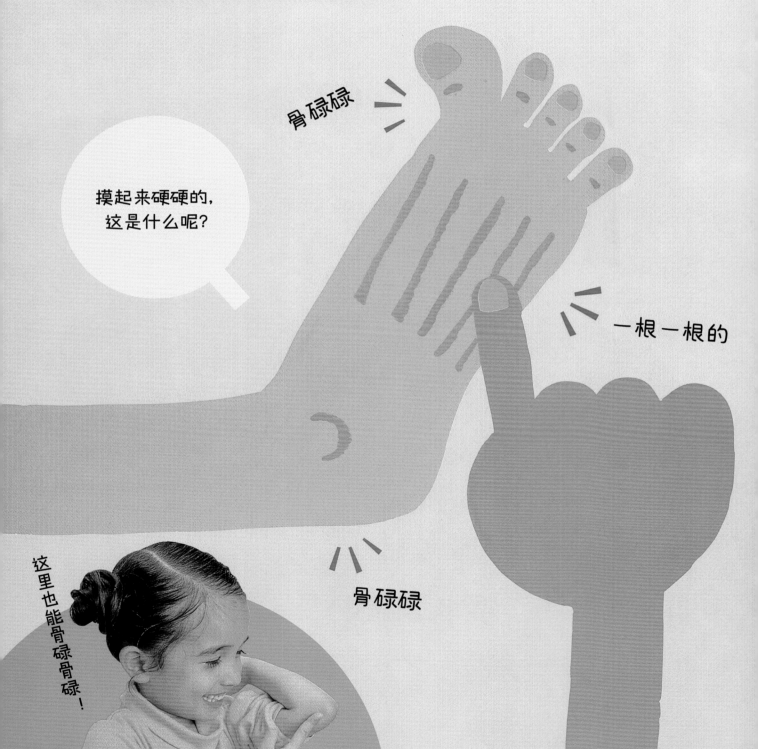

摸起来硬硬的，
这是什么呢？

骨碌碌

一根一根的

骨碌碌

这里也能骨碌骨碌！

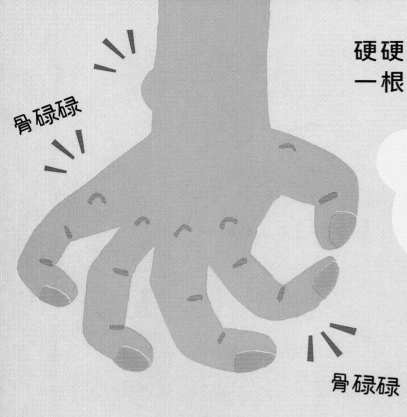

骨碌碌

骨碌碌

硬硬的，是骨头。
一根一根的长条也是骨头。

能转动的地方
是关节，
关节把骨头和骨头
连在了一起。

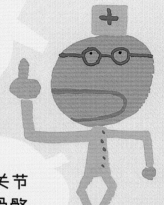

骨头和关节
组成了骨骼。

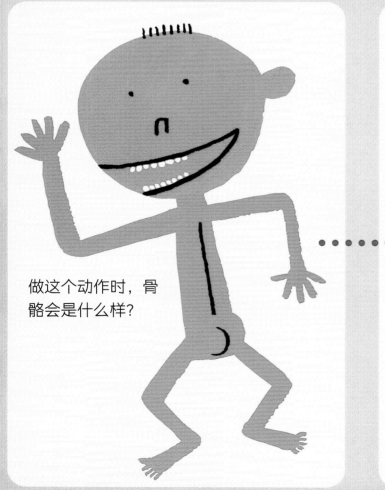

做这个动作时，骨
骼会是什么样？

是这样的，
没想到吧！

* 本书展示的骨骼
  为示意图，不代
  表真实人体骨骼
  结构。

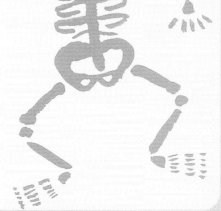

23

每天，有各种各样的东西从身体脱落。

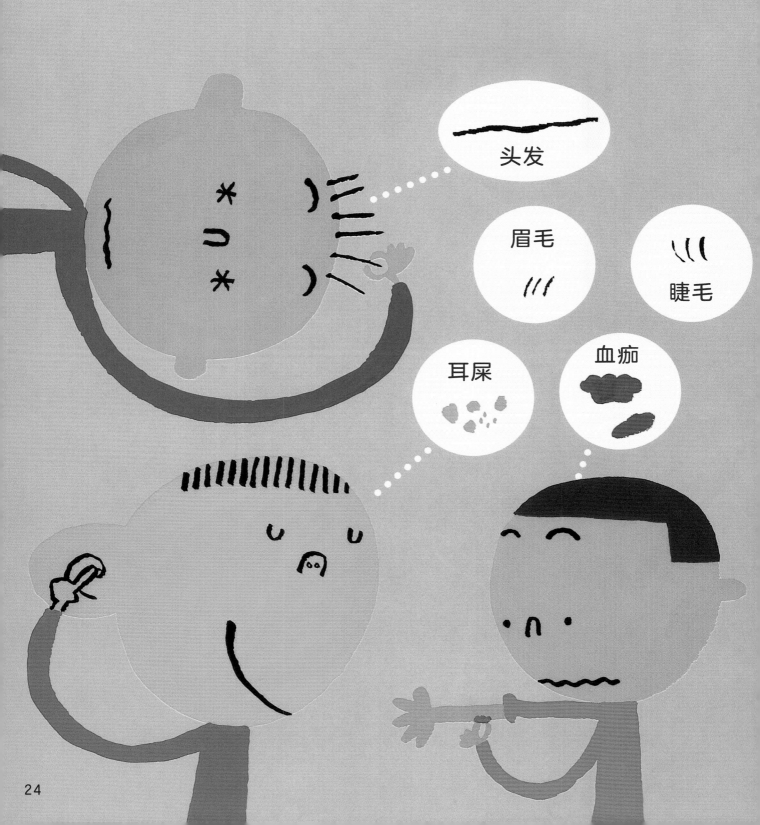

这些东西会不断地"长"出来。要及时清除身上的"垃圾"哦!

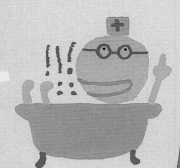

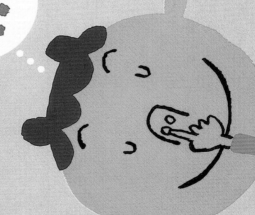

指甲里的脏东西

头皮屑

指甲

眼屎
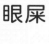

肚脐里的脏东西

鼻屎
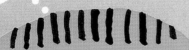

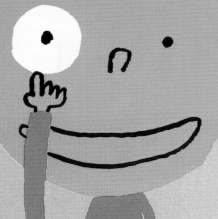

在别人面前抠鼻孔,可不太礼貌哟。

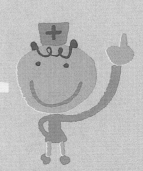

25

身体每个部位都有自己的名字。
你知道几个呢？

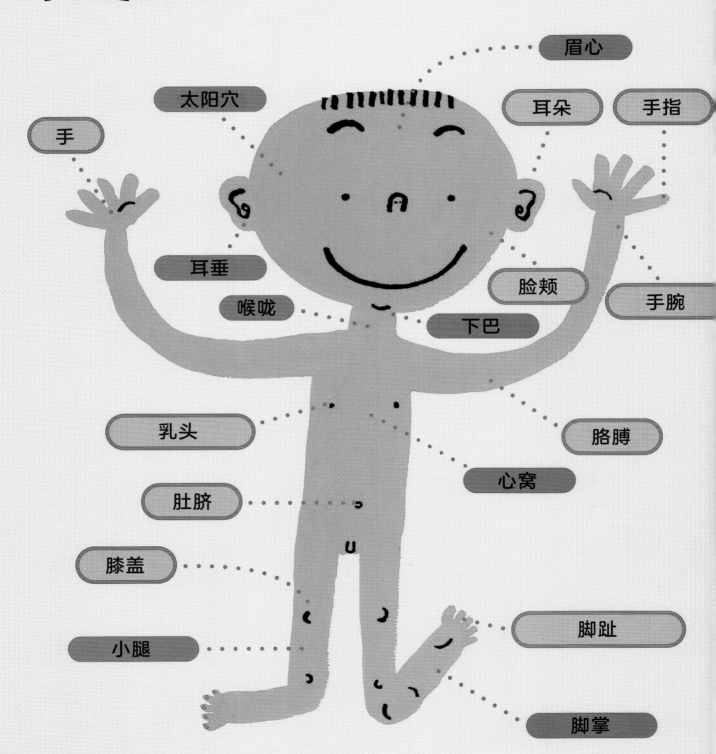

眉心

太阳穴

耳朵

手指

手

耳垂

脸颊

喉咙

下巴

手腕

乳头

胳膊

心窝

肚脐

膝盖

脚趾

小腿

脚掌

快和朋友比比谁知道的更多!

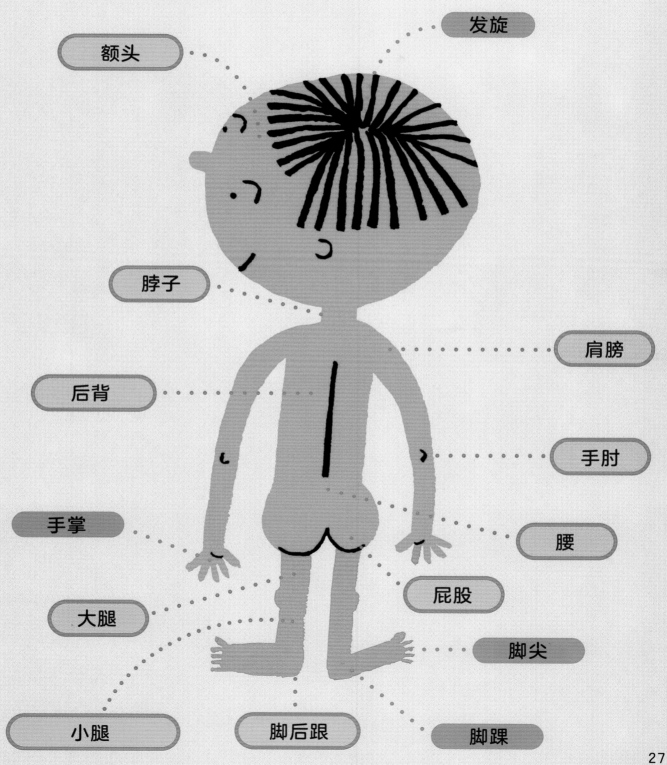

额头

发旋

脖子

肩膀

后背

手肘

手掌

腰

大腿

屁股

脚尖

小腿

脚后跟

脚踝

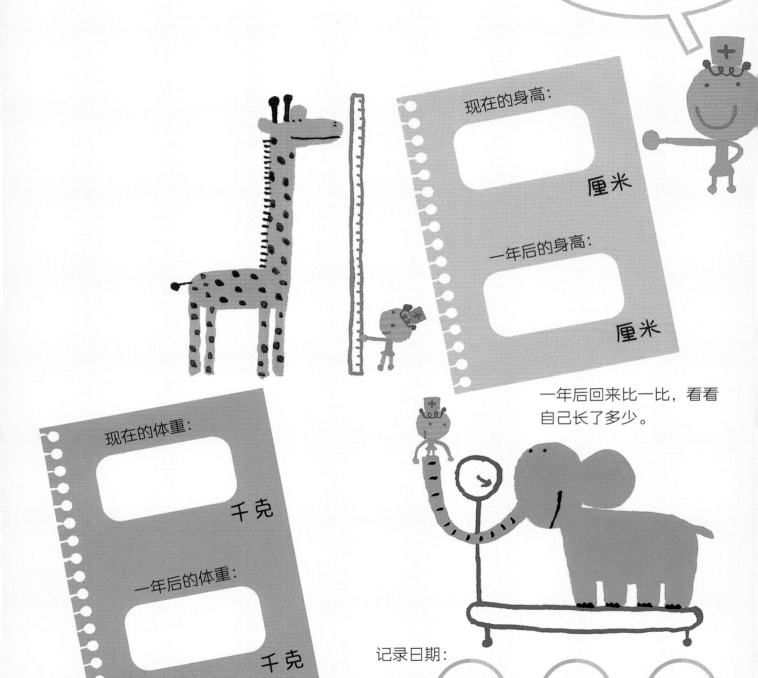

请记录自己的身高和体重。

现在的身高：

厘米

一年后的身高：

厘米

一年后回来比一比，看看自己长了多少。

现在的体重：

千克

一年后的体重：

千克

记录日期：

年　　月　　日

身体大发现 认识我自己

血液和心脏的奥秘

[日]La zoo 文
[日]菅原启子 图
杨鑫仪 译

手牵手，心连心。

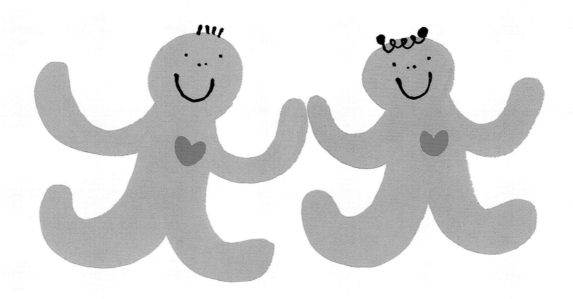

乐乐趣

南京大学出版社

身体里流动着红色的血液，
所以……

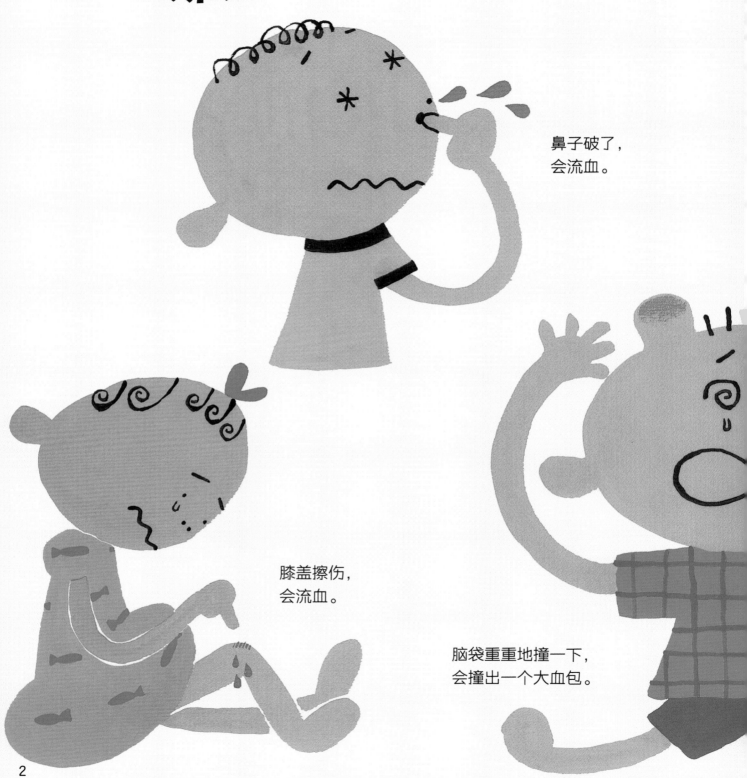

鼻子破了，
会流血。

膝盖擦伤，
会流血。

脑袋重重地撞一下，
会撞出一个大血包。

2

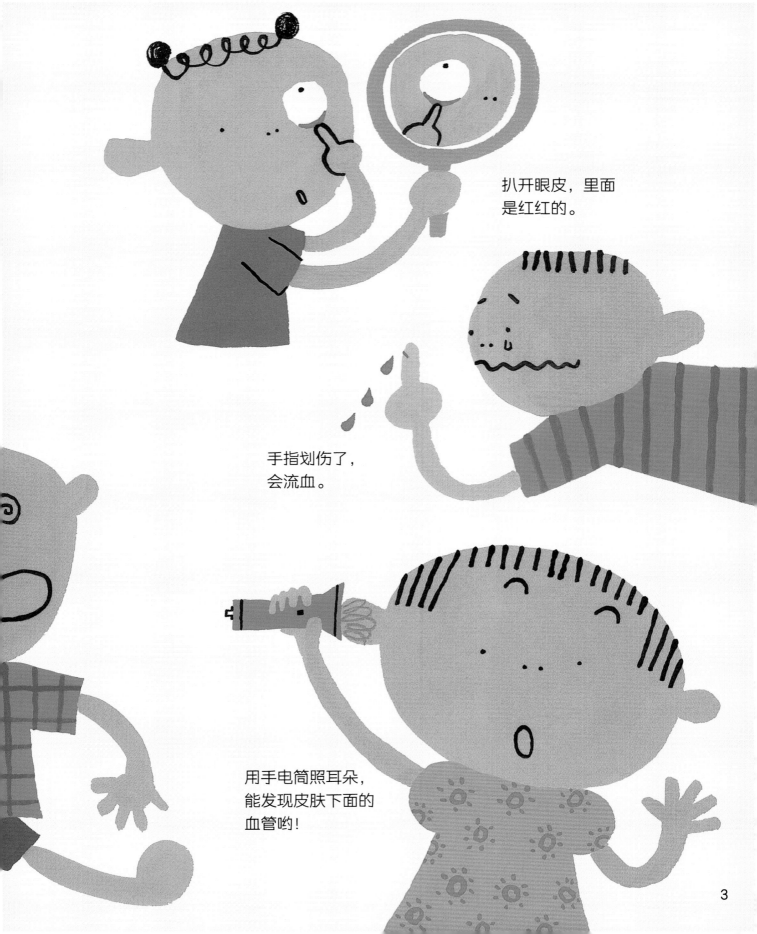

扒开眼皮，里面
是红红的。

手指划伤了，
会流血。

用手电筒照耳朵，
能发现皮肤下面的
血管哟！

3

当你尽情地奔跑后，

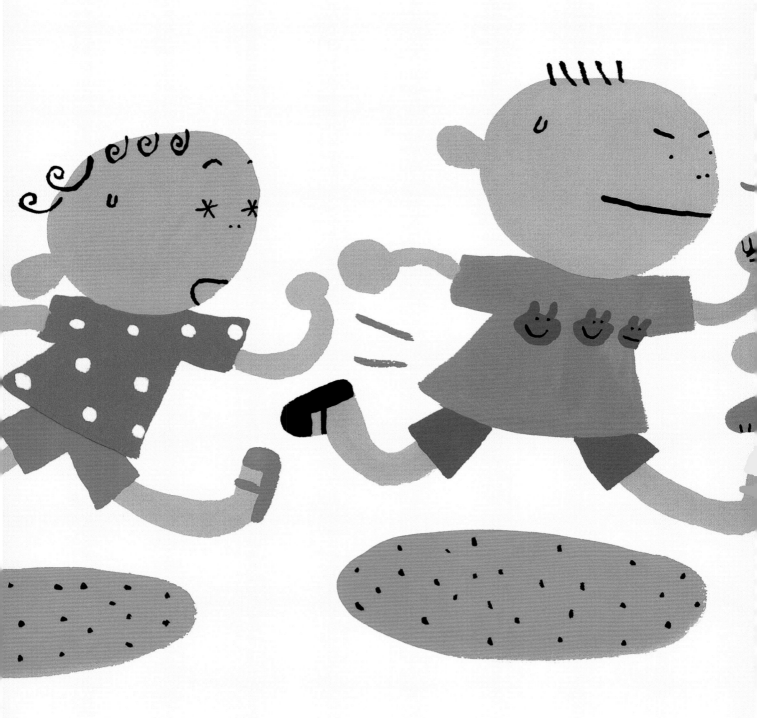

会有什么感觉呢？

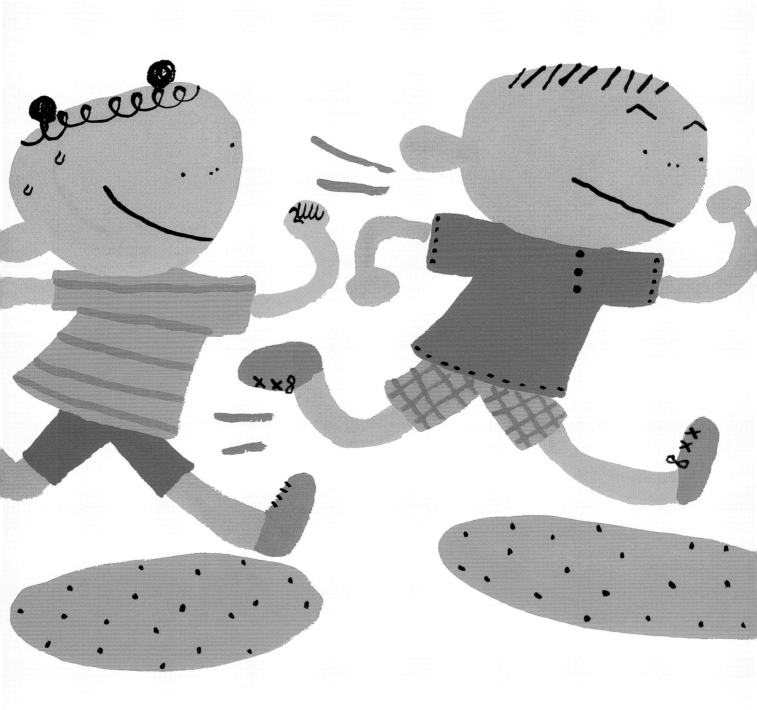

会"呼哧——呼哧——"
大口喘气。

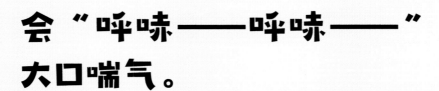

吸——吸——
用力吸入空气。

你知道是为什么吗?

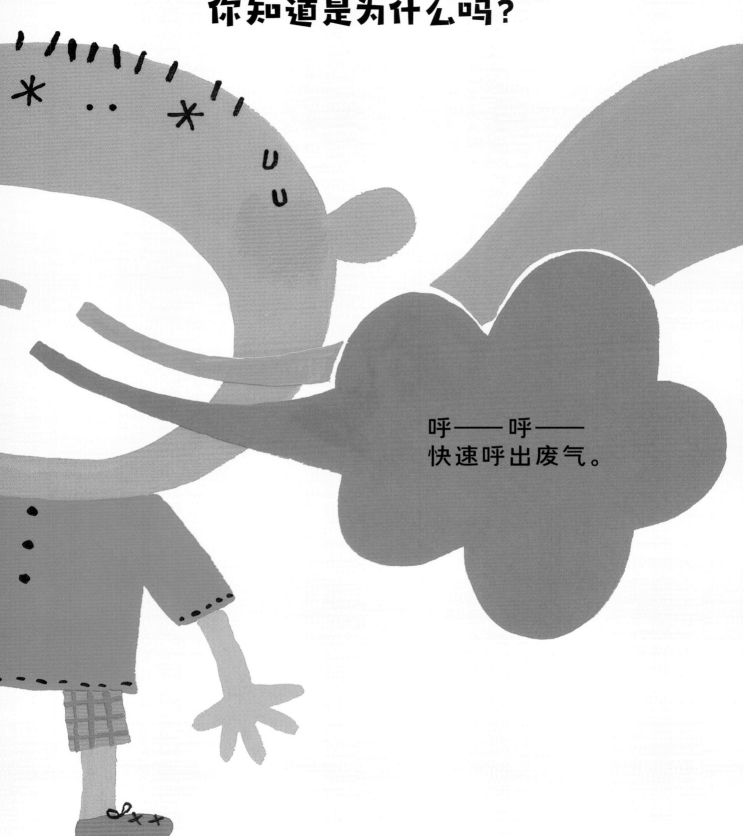

呼——呼——
快速呼出废气。

吸入空气，
是为了……

获得新鲜空气中
的氧气。

进入身体的氧气
被血液吸收。

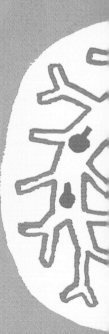

呼出的废气里
含有很多二氧化碳。

肺
　（通过血液将氧气送到
心脏，接走从心脏送出
的二氧化碳）

**呼出废气，
就能够……**

排出血液里没有用处的
二氧化碳。

心脏

心脏"嗵、嗵"跳，

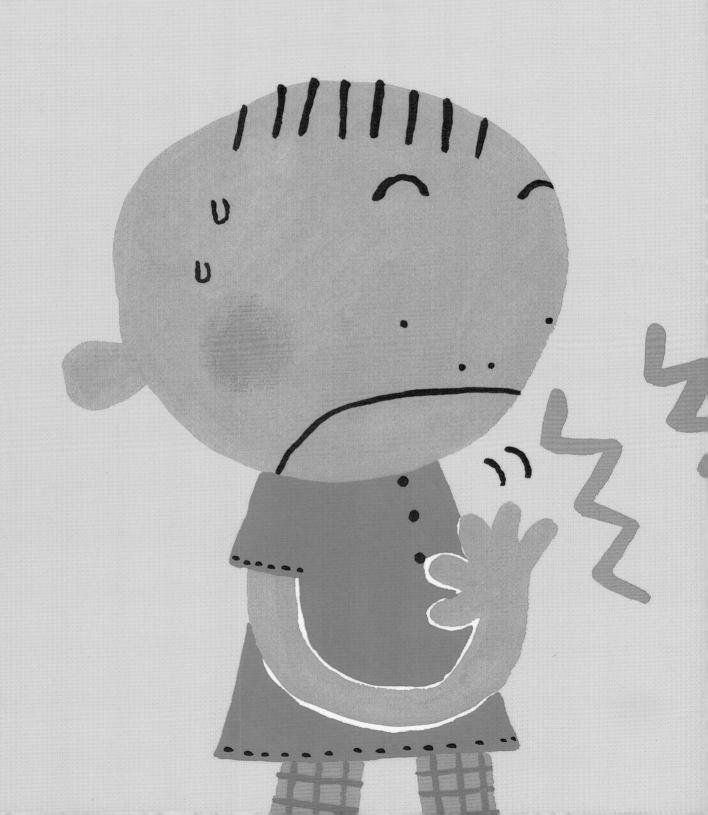

这是为什么呢？

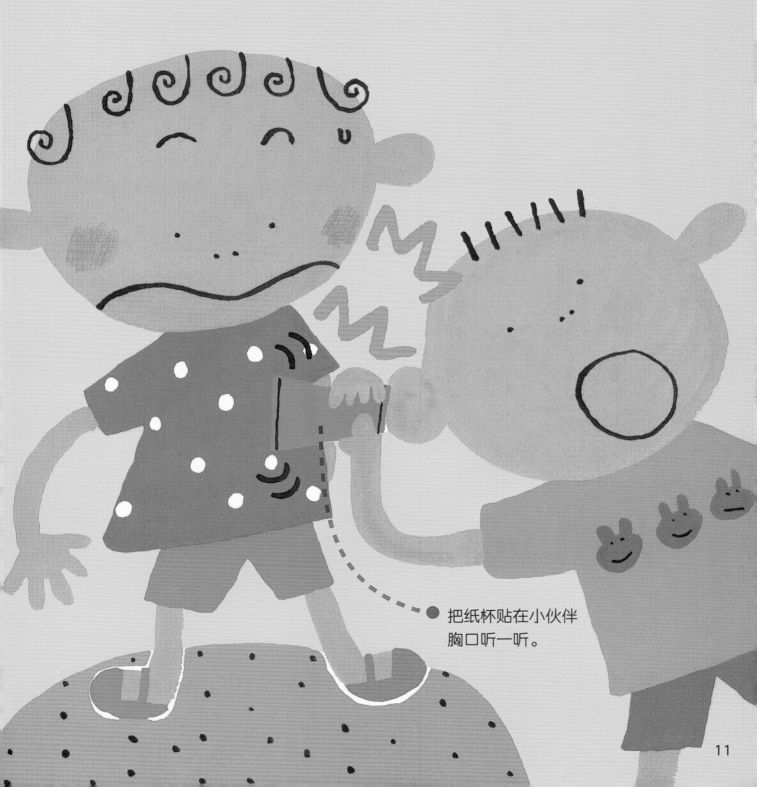

把纸杯贴在小伙伴胸口听一听。

那是心脏在工作，
它要把血液送到身体的各个地方。

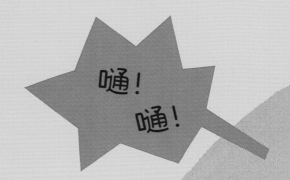

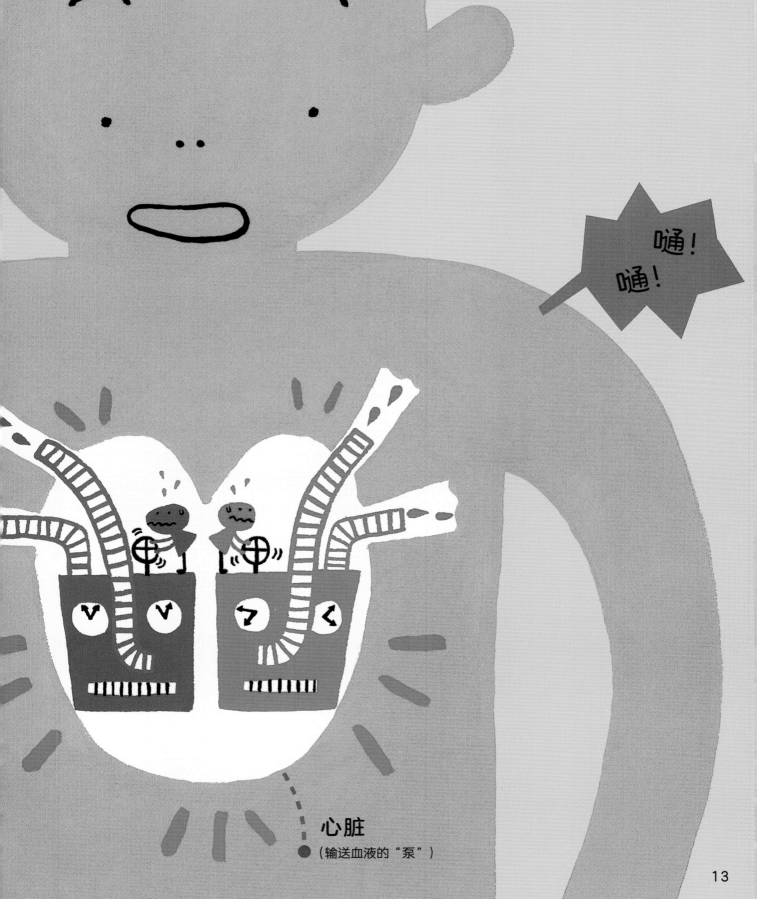

心脏
（输送血液的"泵"）

不同情况下，心跳的节奏也不同！

安静地坐着时……

咚——
咚——

被吓一跳时……

心脏慢慢跳动，输送血液也慢慢的。

担心时……

咚 咚！
咚 咚！

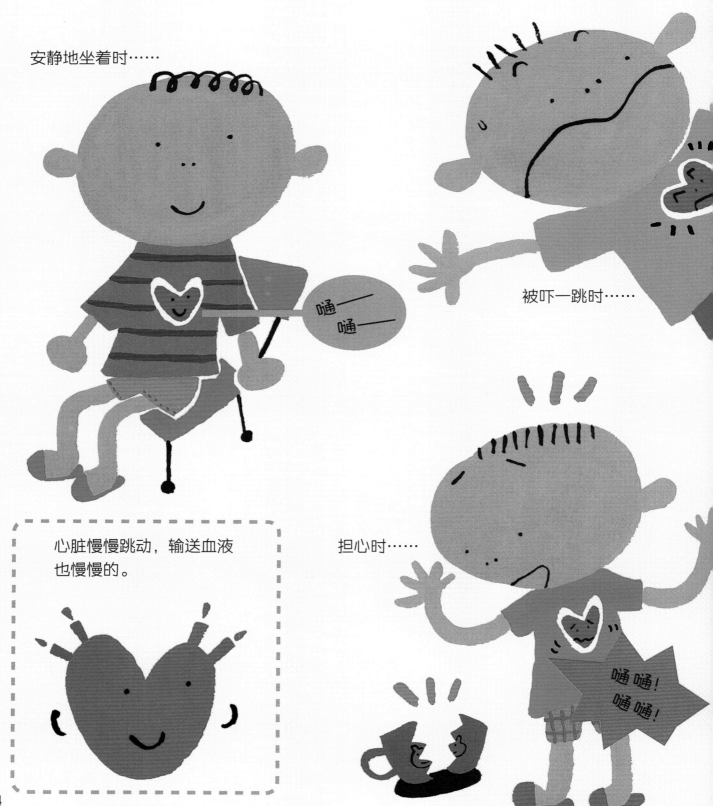

有时快，有时慢。

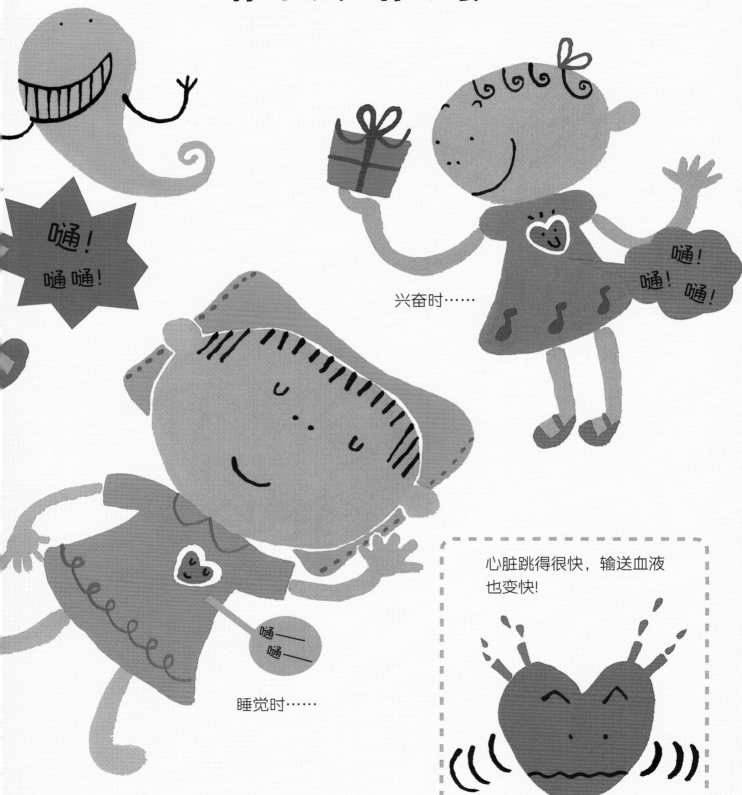

兴奋时……

睡觉时……

心脏跳得很快，输送血液也变快！

心脏输出的血液，经过血管到达身体各个地方。

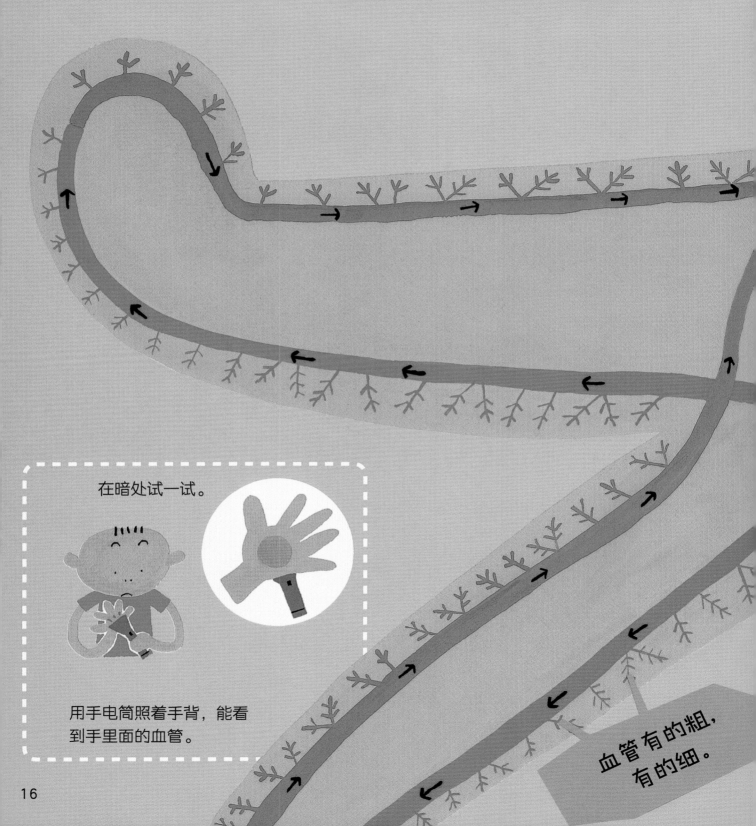

在暗处试一试。

用手电筒照着手背，能看到手里面的血管。

血管有的粗，有的细。

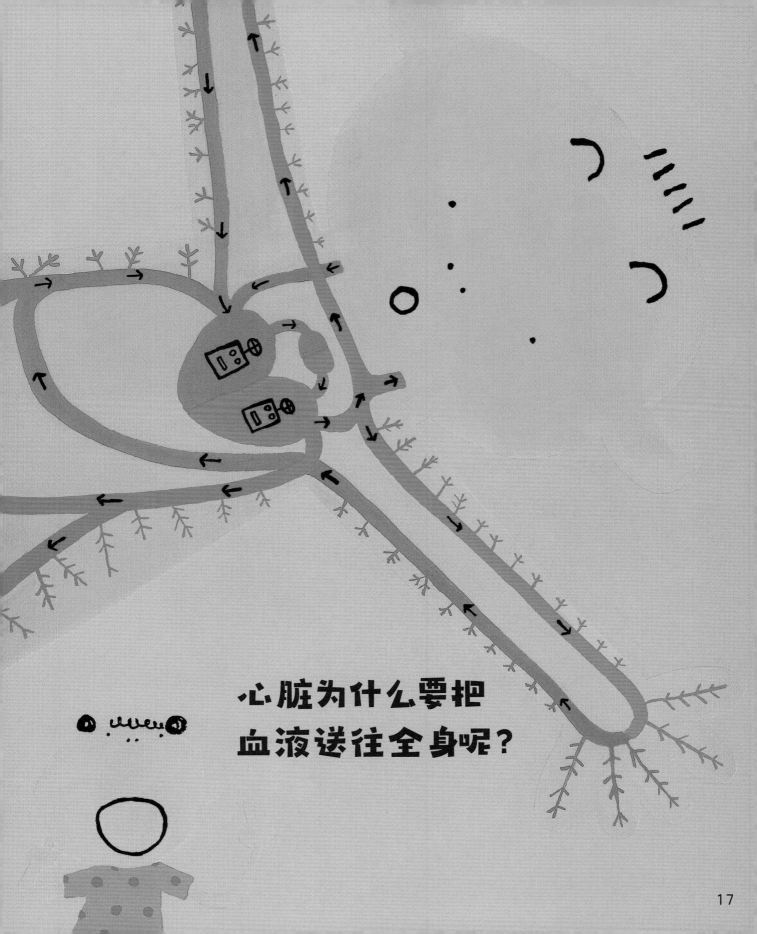

心脏为什么要把
血液送往全身呢？

为了向身体各处
输送需要的氧气和养分。

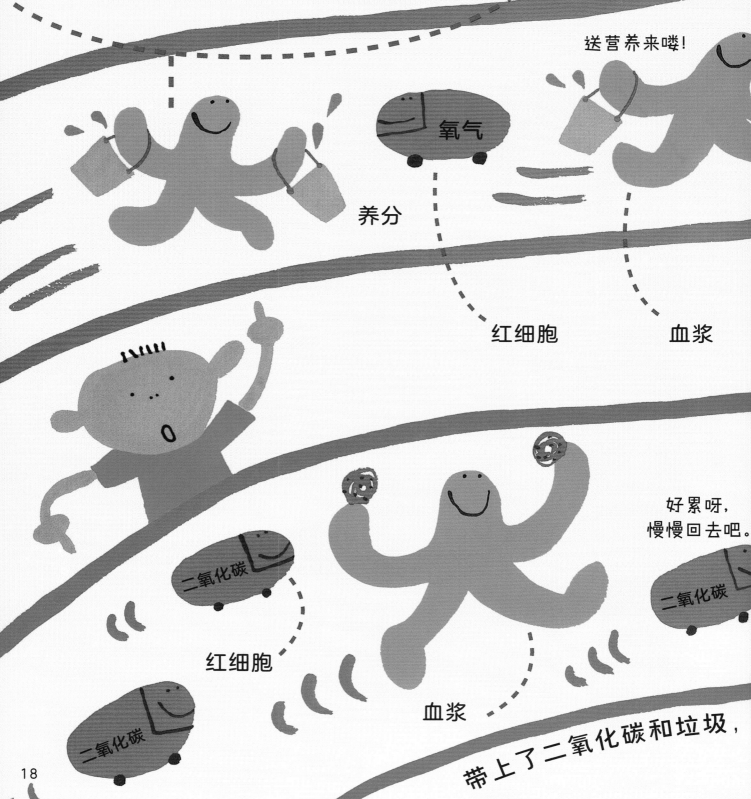

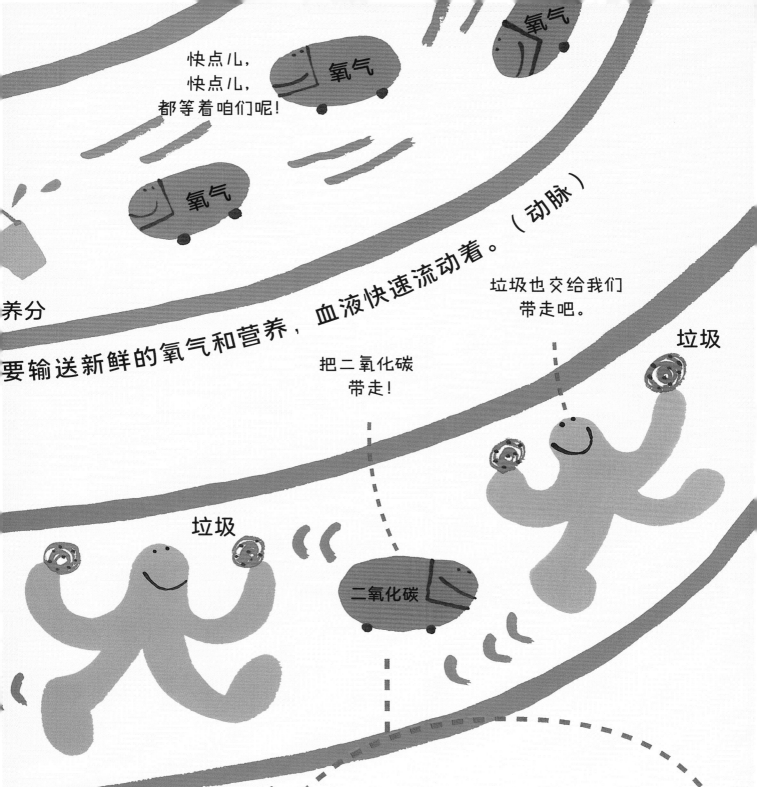

快点儿，
快点儿，
都等着咱们呢!

氧气

氧气

氧气

养分

要输送新鲜的氧气和营养，血液快速流动着。（动脉）

把二氧化碳
带走!

垃圾也交给我们
带走吧。

垃圾

垃圾

二氧化碳

液流速比较慢。（静脉）

然后，把身体各处的
废气和垃圾送走。

19

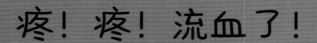

疼！疼！流血了！

受了伤，有时会流血。

该怎么办呢？

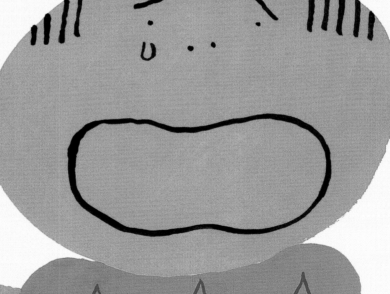

20

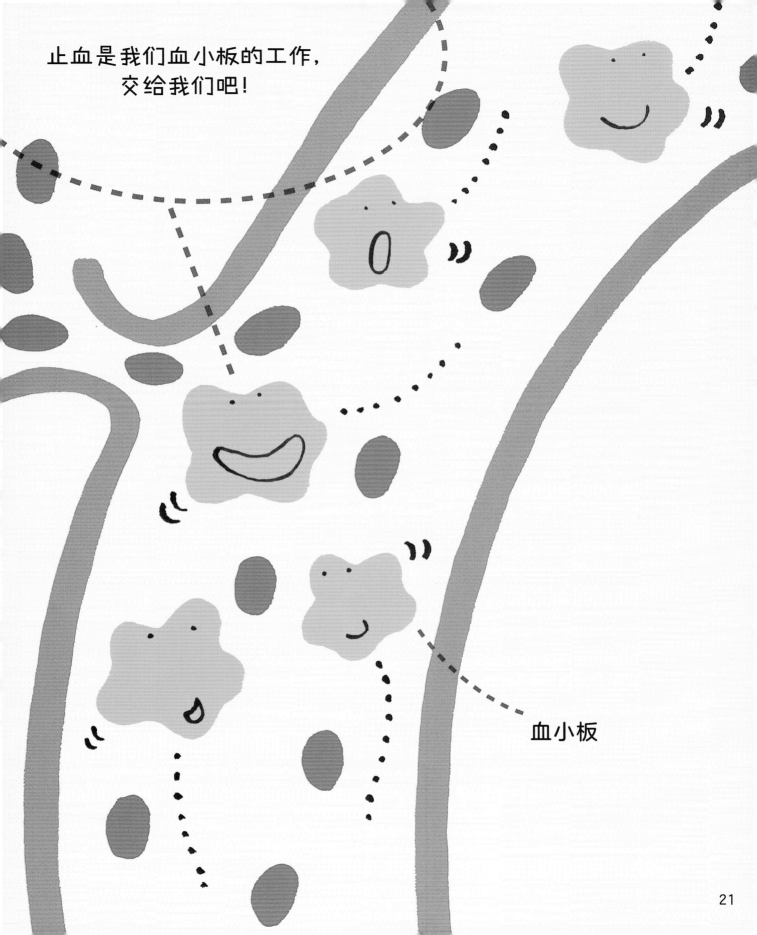

止血是我们血小板的工作，交给我们吧！

血小板

21

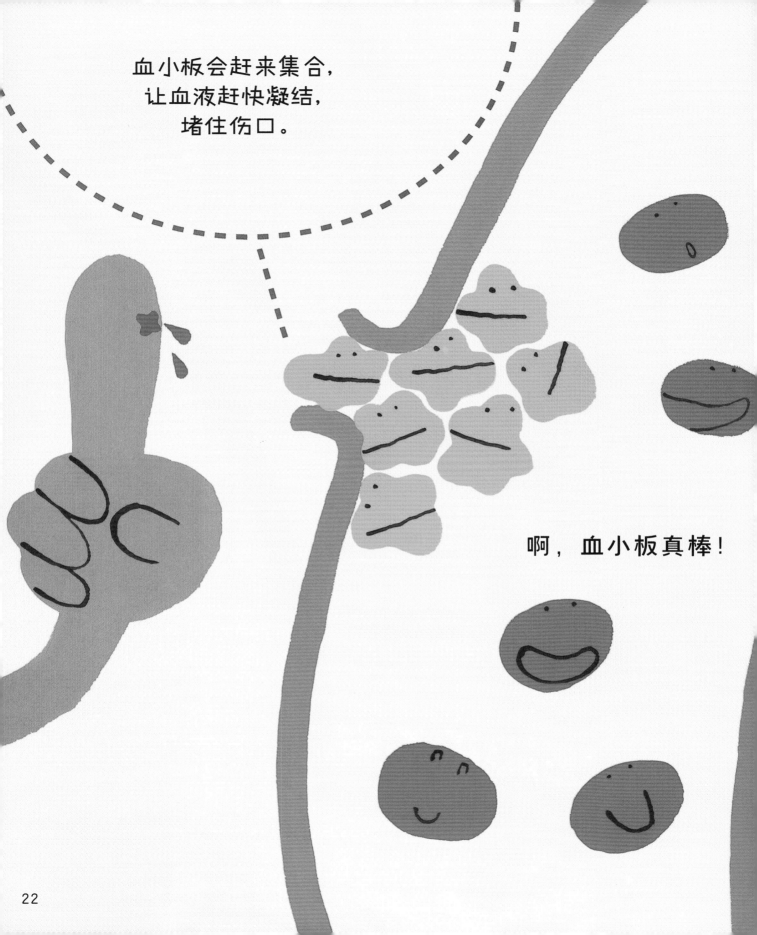

血小板会赶来集合，
让血液赶快凝结，
堵住伤口。

啊，血小板真棒！

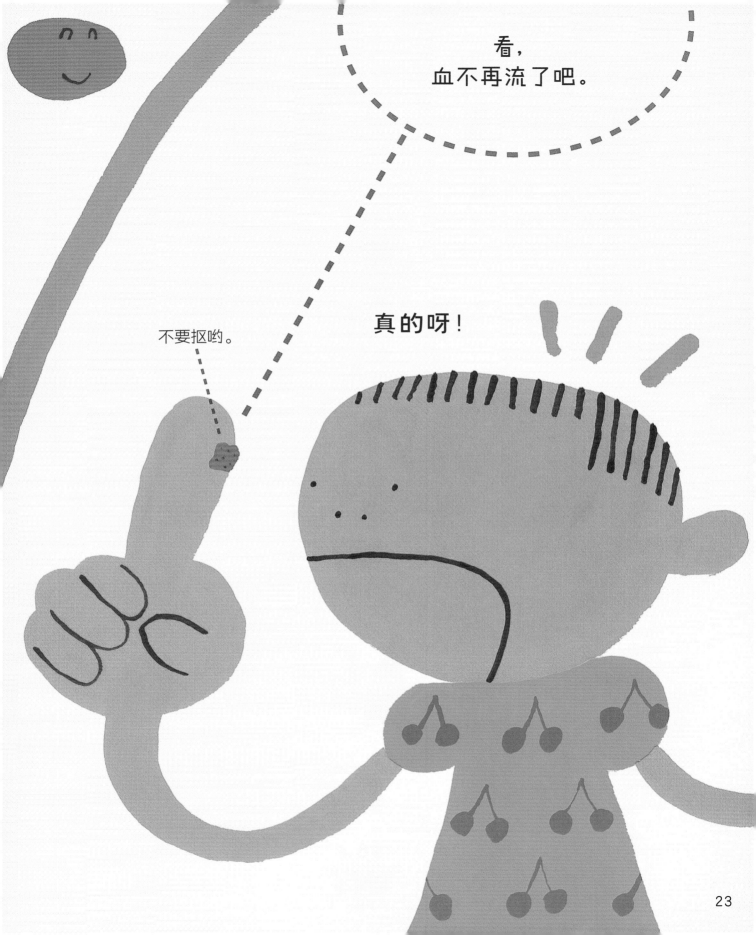

如果细菌
跑进血液里……

细菌 ------

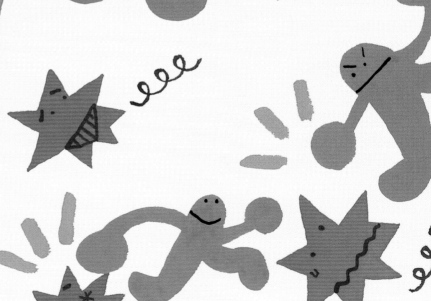

细菌
进来了!

血液里的白细胞
负责击退细菌。

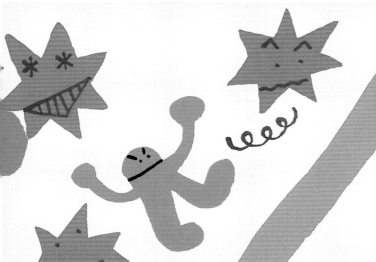

可恶，
本来想让你
生病的！

白细胞

血液为身体做了这么多的事情，我们可以为血液做什么呢？

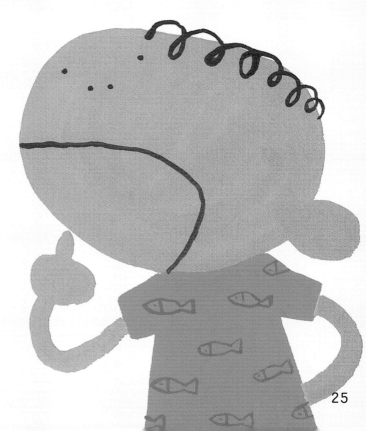

这些食物可以让血液更健康，要多吃点儿哟。

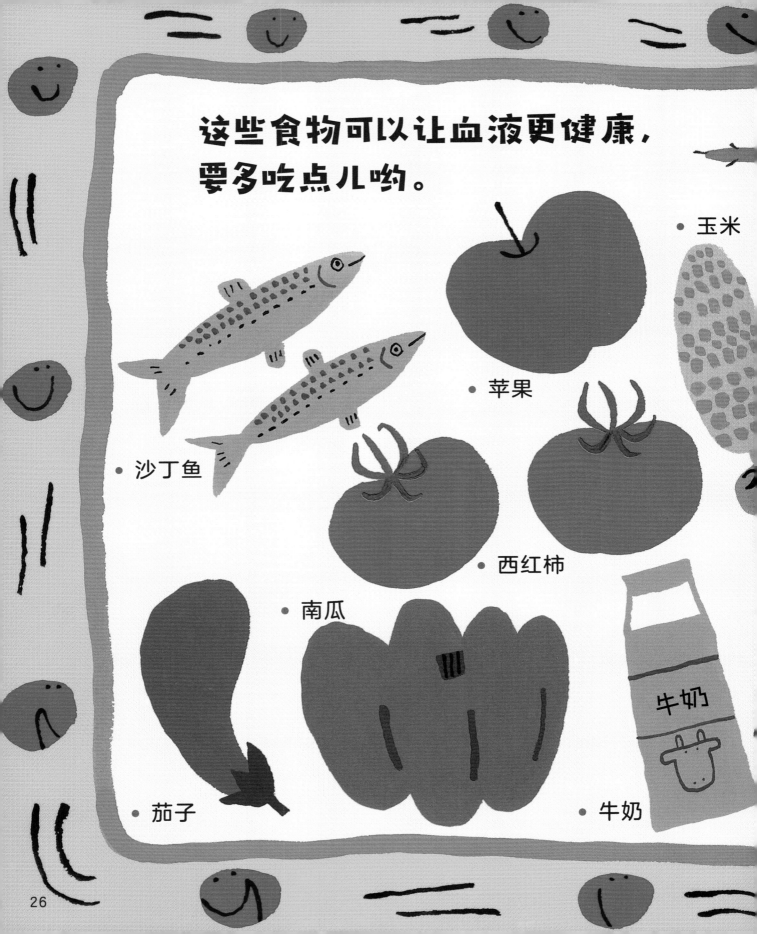

玉米

苹果

沙丁鱼

西红柿

南瓜

茄子

牛奶

牛奶

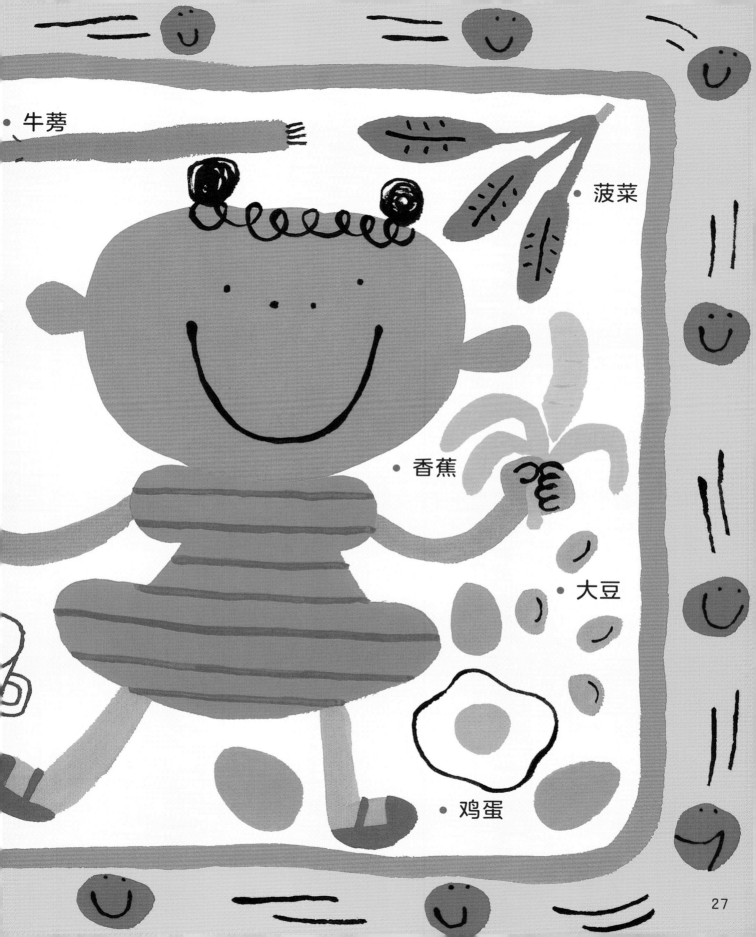

牛蒡

菠菜

香蕉

大豆

鸡蛋

27

灭菌大作战！

从心脏出发，消灭身体里所有的细菌，再回到心脏。

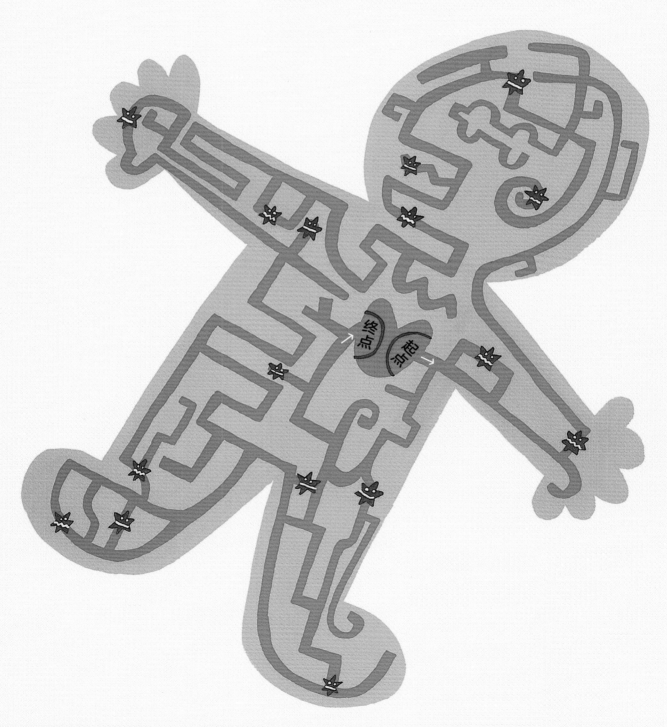

28

大脑的奥秘

身体大发现 认识我自己

[日]La Zoo 文　[日]菅原启子 图　杨鑫仪 译

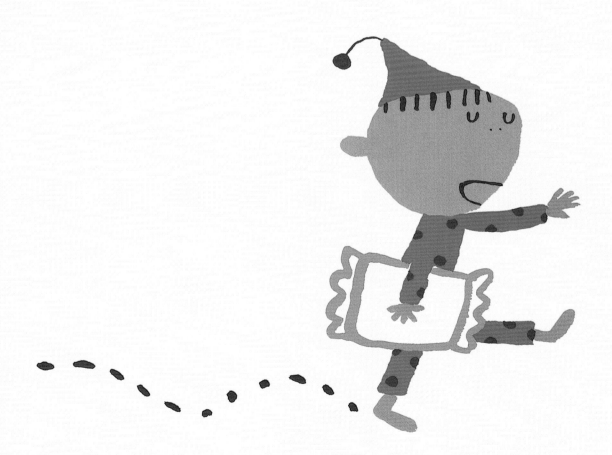

乐乐趣

南京大学出版社

你知道自己的小脑袋里，装的是什么吗？

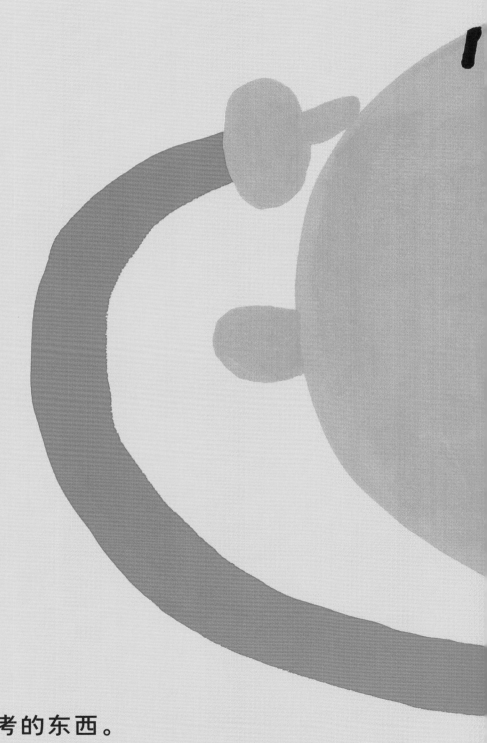

告诉你吧，
里面有一个会思考的东西。

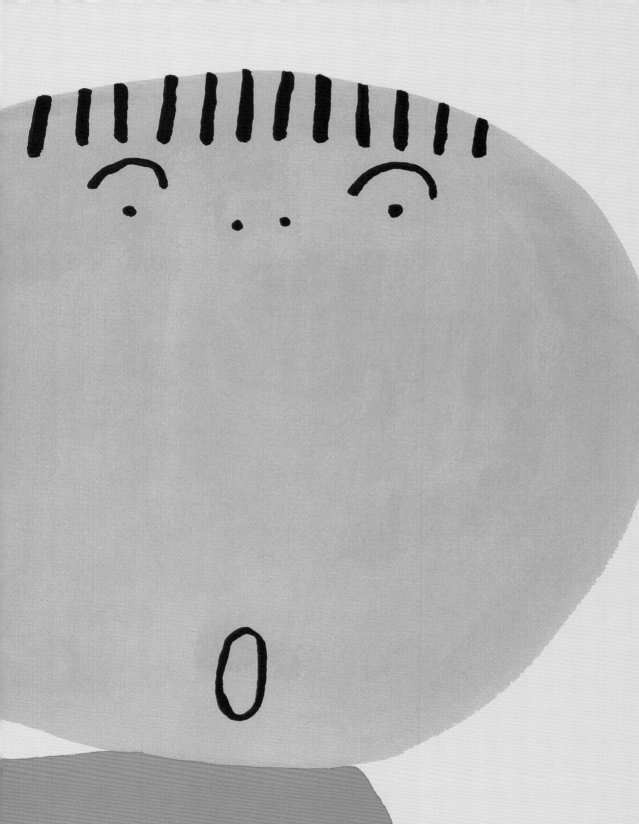

这个东西就是大脑。

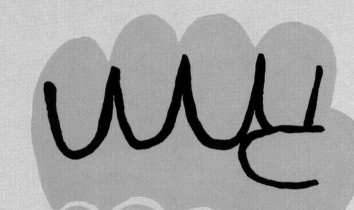

大脑差不多有
你两个拳头加起来那么大。

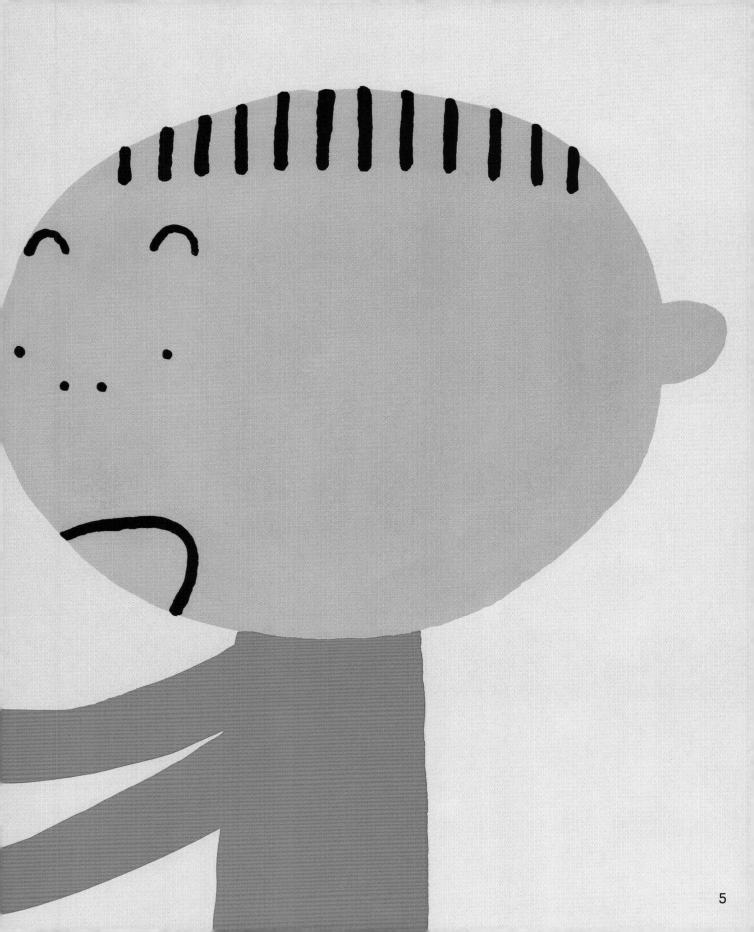

大脑很柔软，坚硬的头骨保护着它。

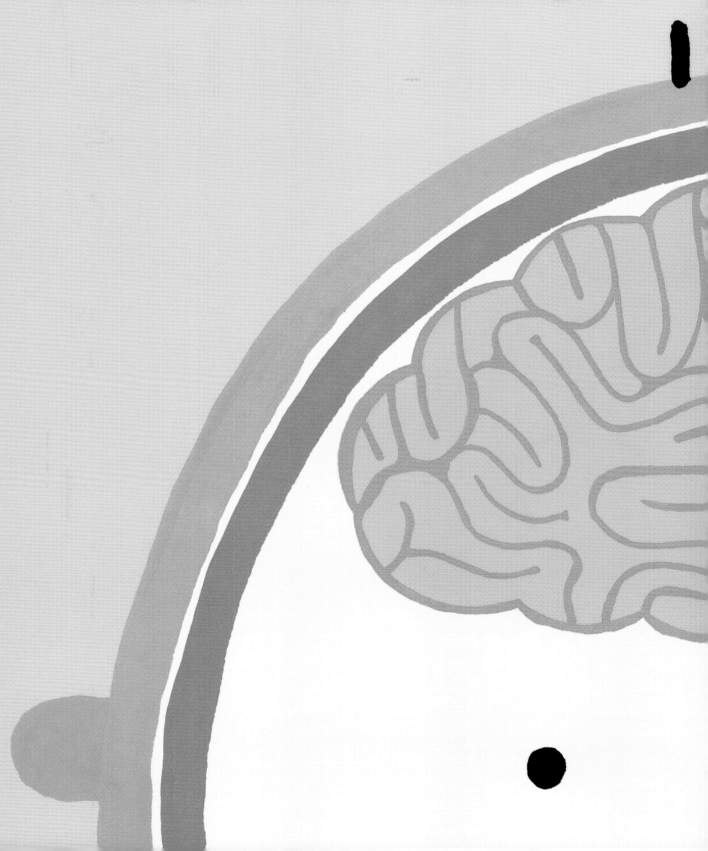

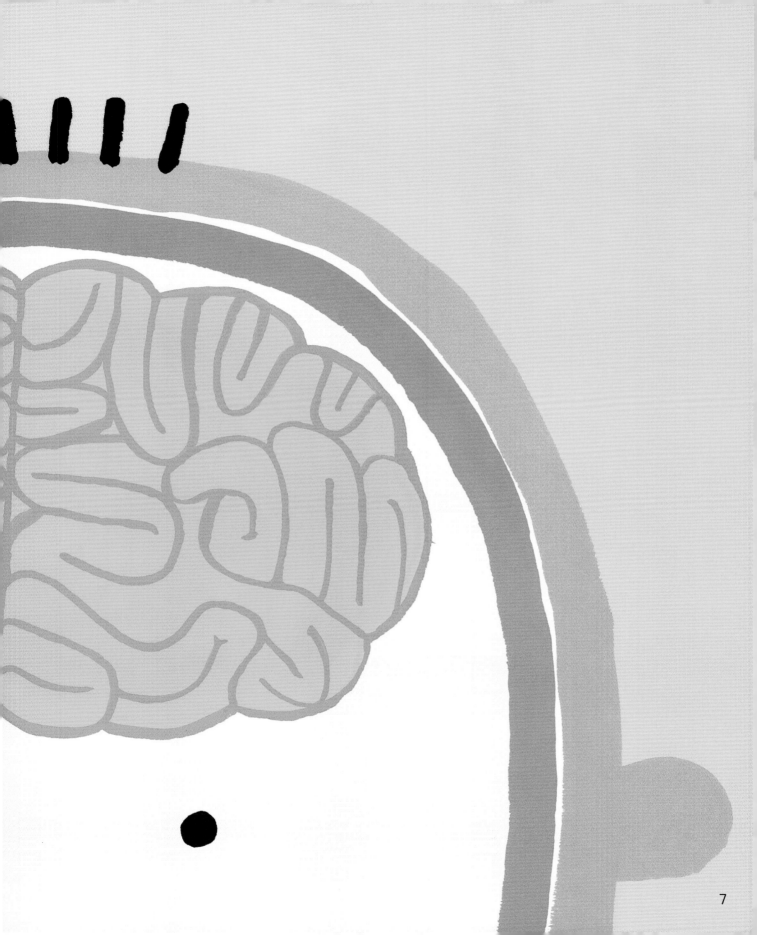

大脑上面有许多褶皱，
看上去小小的、圆圆的。

就好像被揉成一团的报纸，小小的，皱皱的。

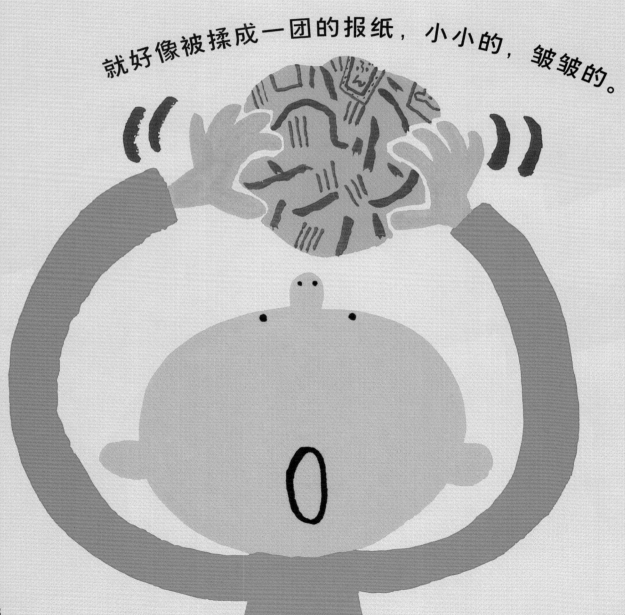

展开后，却是大大的一张。

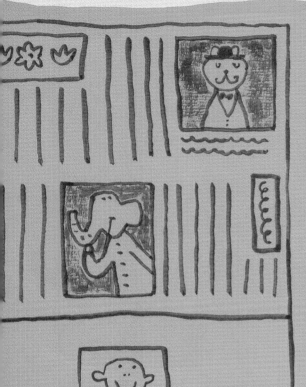
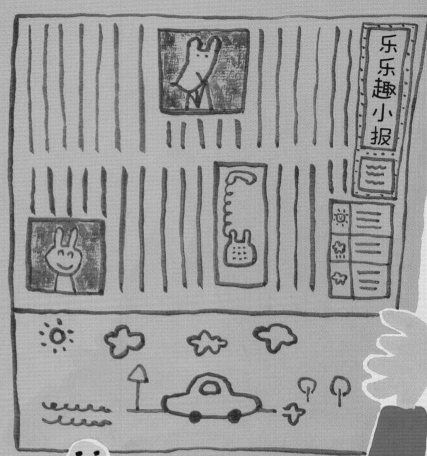

乐乐趣小报

本月健康之星！

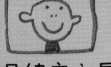

大脑可比看上去的大多了，

能做许许多多的事情。

9

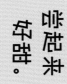
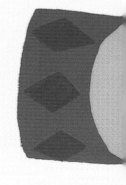

尝起来
好甜。

踩到了
软软的东西。

神经系统

糟糕，
想要大便！

大脑能感知到
各种东西。

神经系统
将大脑和身体各个部位连接在一起。

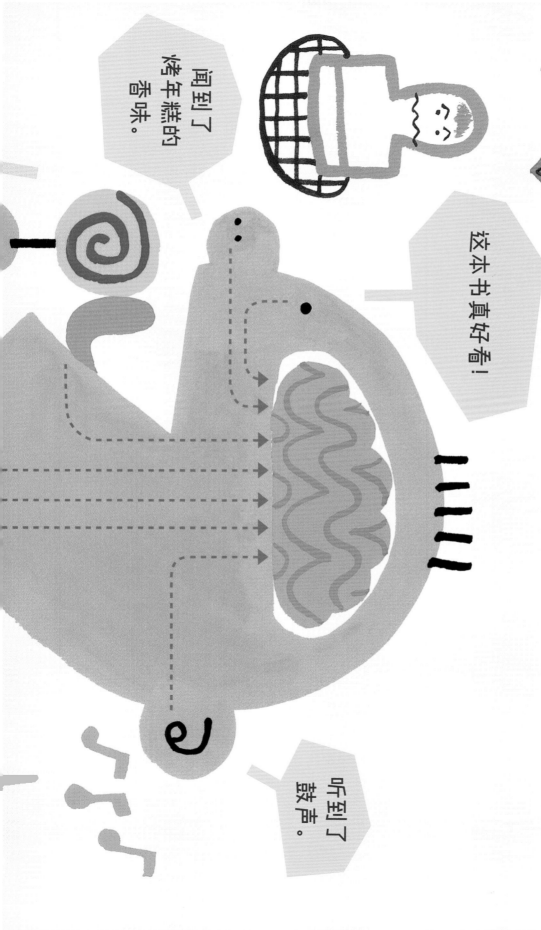

闻到了烤年糕的香味。

这本书真好看！

听到了鼓声。

11

身体各个部位向大脑发出信号。

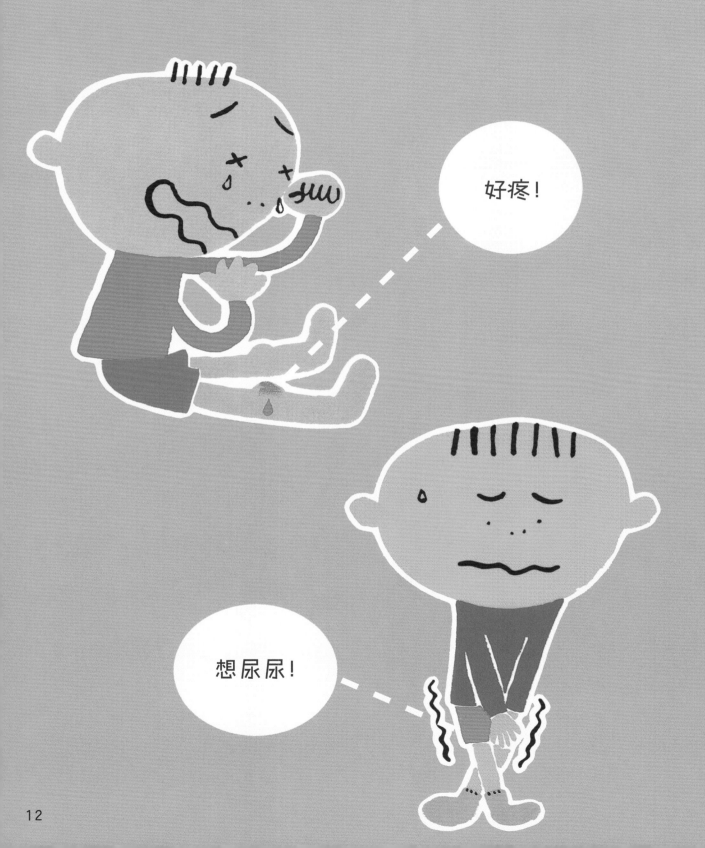

真重！

好冷呀！

大脑收到信号后，会思考怎么办，然后向身体发出指令。

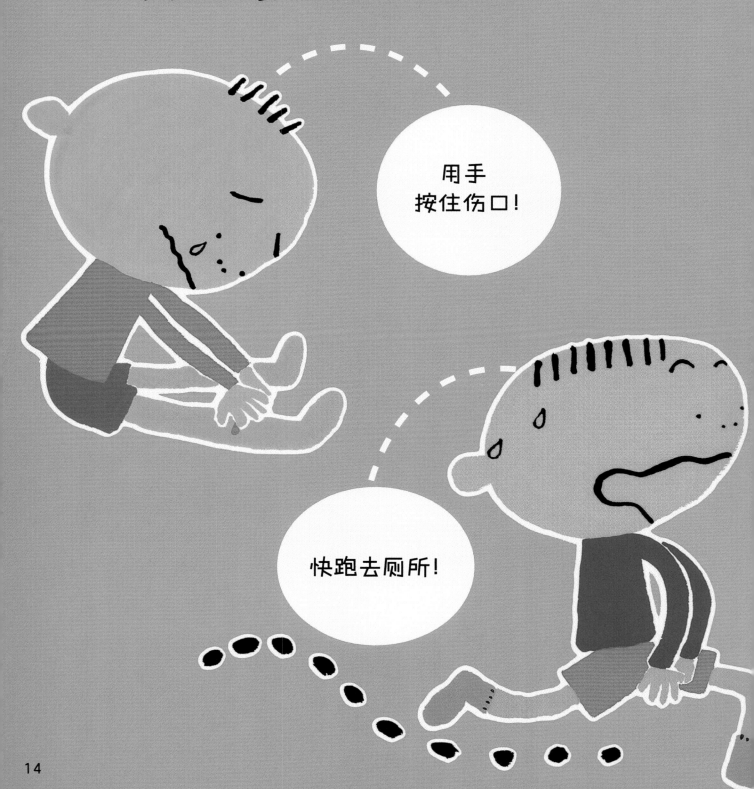

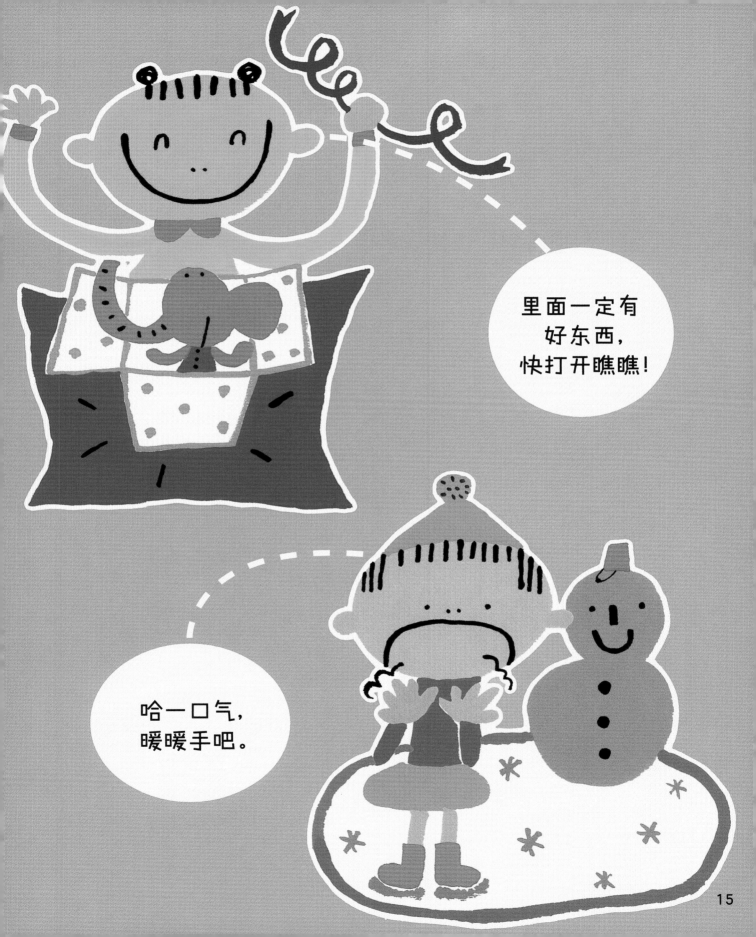

15

大脑的想法也会"写"在脸上。

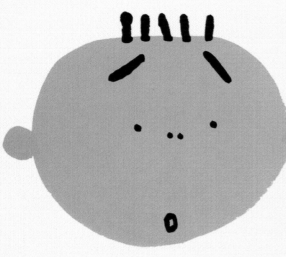

"这可怎么办呢？"

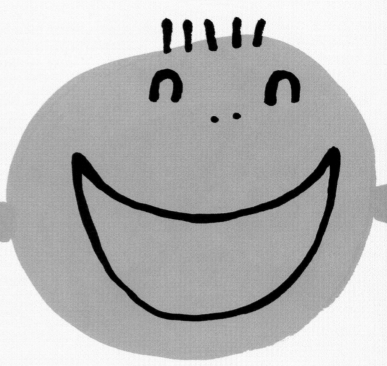

"好开心呀！"

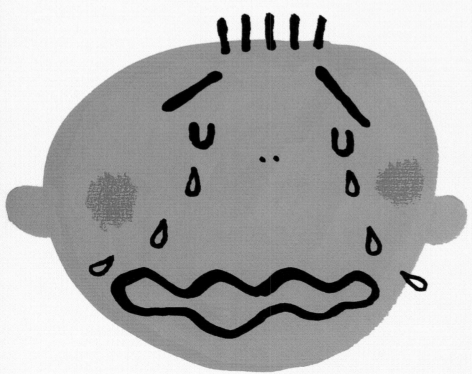

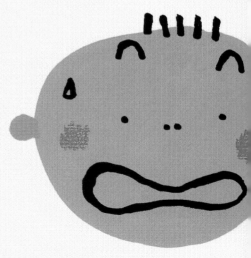

"真吓人！"

看看这张脸，猜猜这时候大脑在想什么。

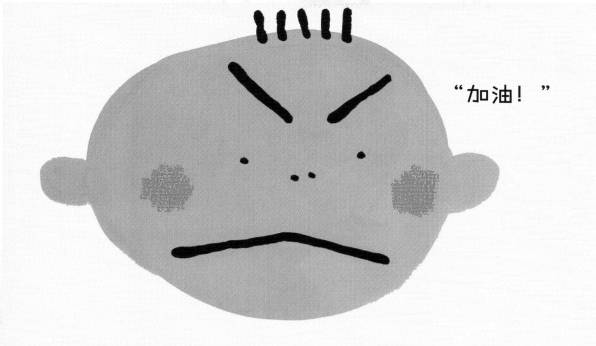

"加油！"

仔细观察脸上的表情，
就能知道大脑的想法。

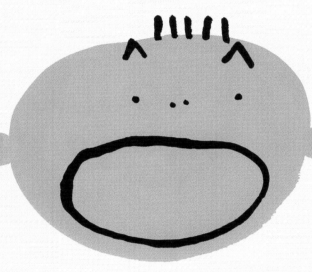

"好厉害呀，真了不起！"

"好想要那个玩具啊！"

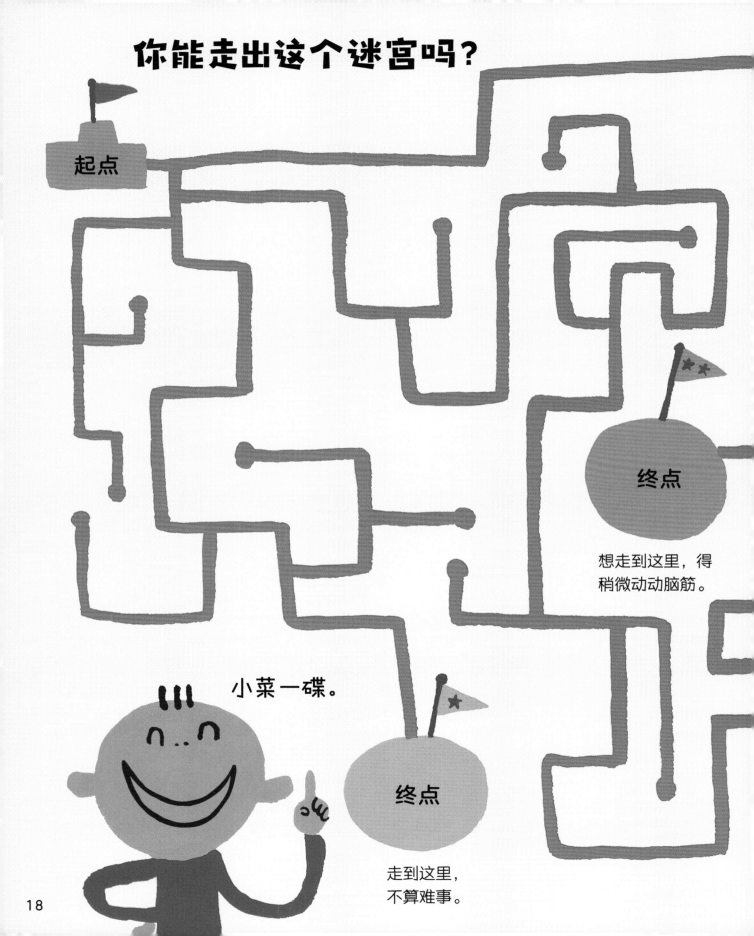

你能走出这个迷宫吗?

起点

终点

想走到这里,得稍微动动脑筋。

小菜一碟。

终点

走到这里,不算难事。

全靠大脑努力工作，
我们才能到达终点。

终点

不花点儿功夫想一想，
可走不到这里哟。

我真是个天才！

这个有点儿难呢。

19

吓到你了吗？

这说明你的大脑正在认真工作。

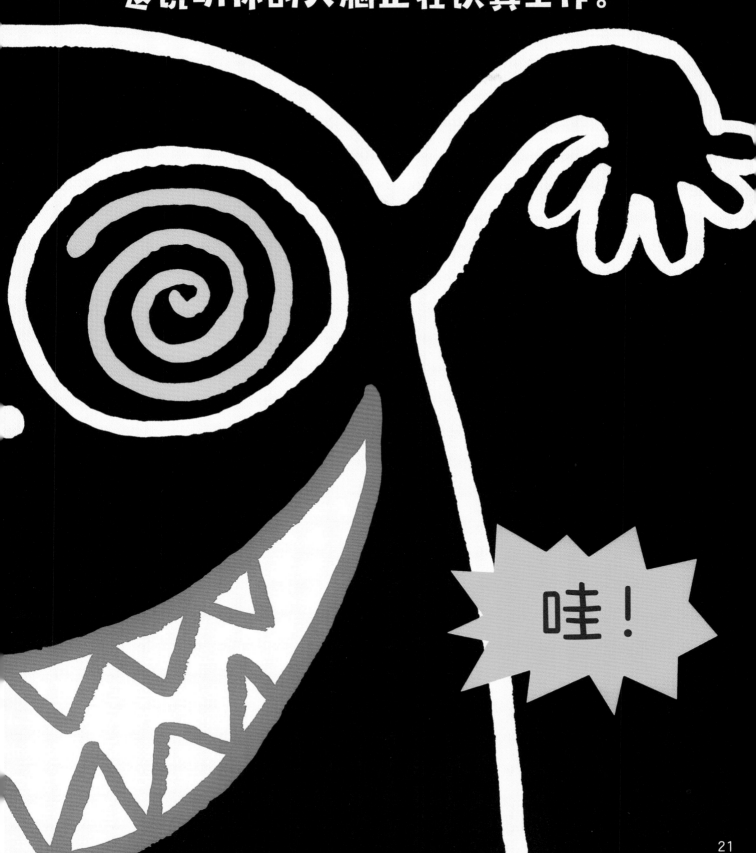

这个看起来像什么呢？

像飞翔的小鸟。

再让其他伙伴看看吧。

像飘落的树叶。

不同的大脑，想法也会不一样。

23

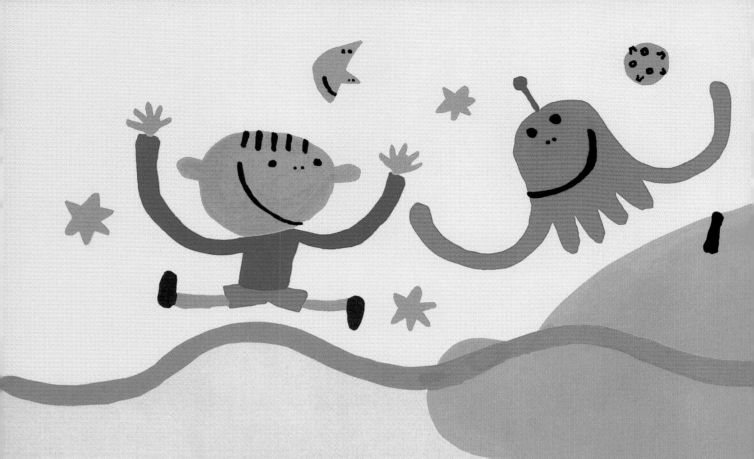

有时候，你已经睡着了，
可你的大脑还在工作。

这个时候你就会做梦。

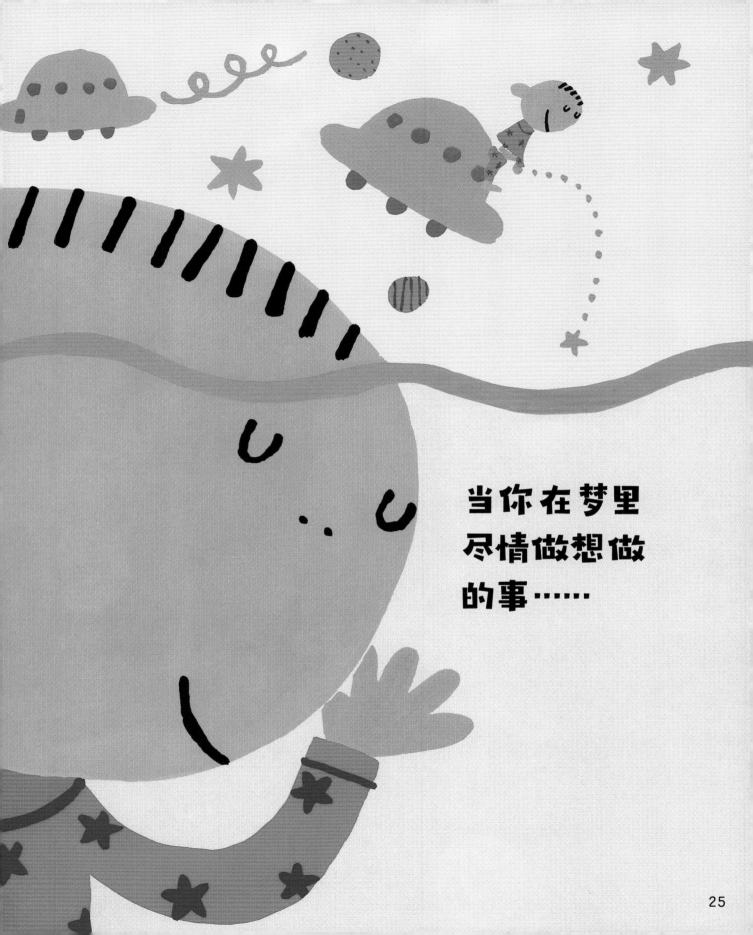

当你在梦里
尽情做想做
的事……

起来后，
就可能有点儿不妙了。

你还记得昨晚的梦吗？

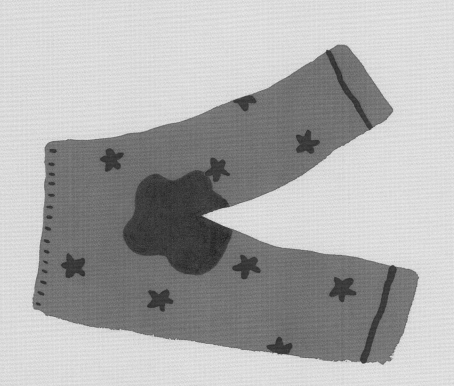

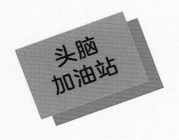

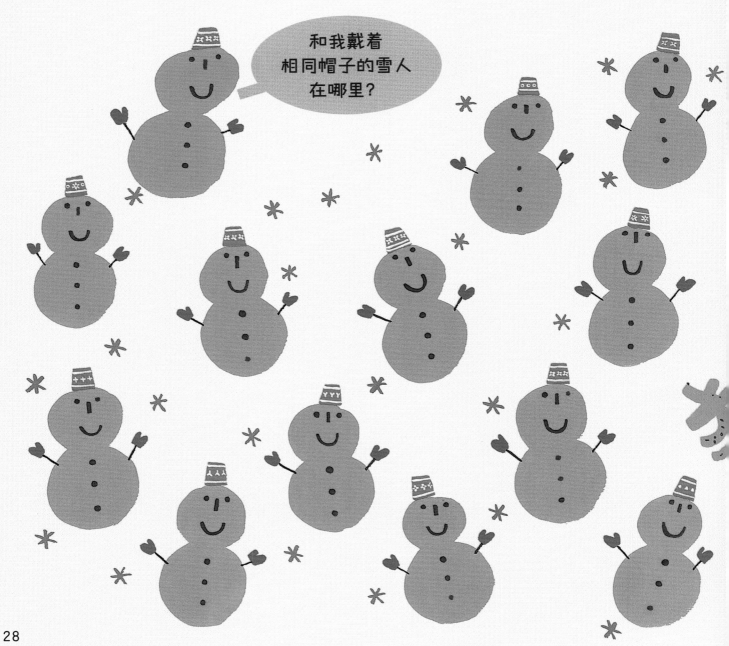

身体大发现 认识我自己

千变万化的脸

[日]La Zoo 文 [日]菅原启子 图 杨鑫仪 译

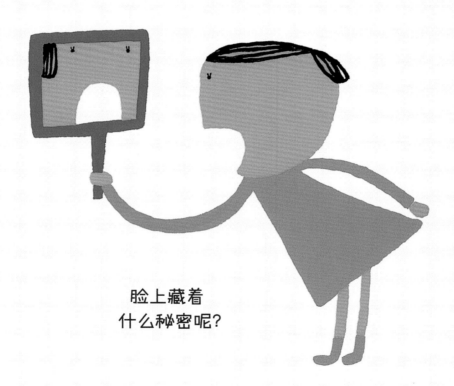

脸上藏着
什么秘密呢?

乐乐趣

南京大学出版社

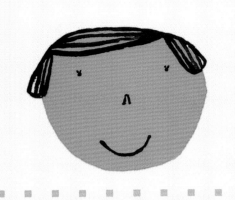
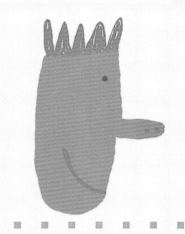
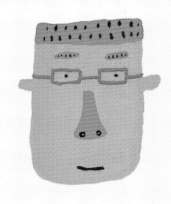

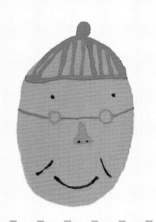

有各种
形状的脸。➤

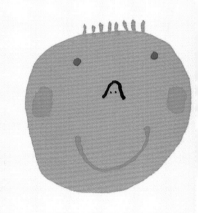

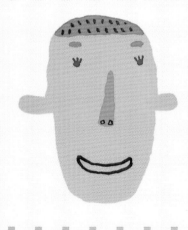
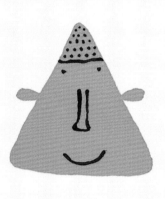
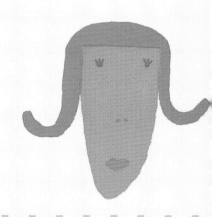

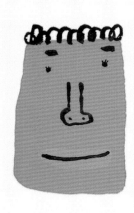

三角形
的脸

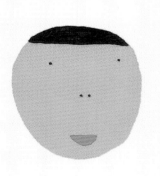

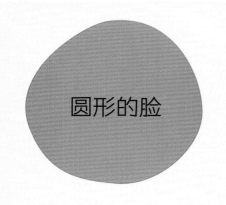
圆形的脸

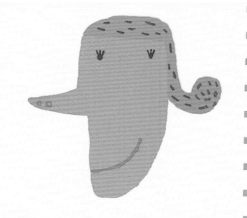

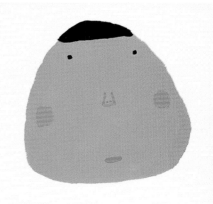

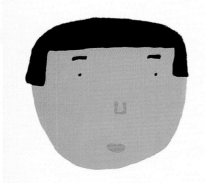

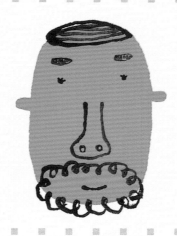

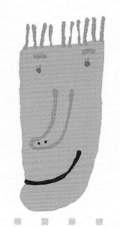

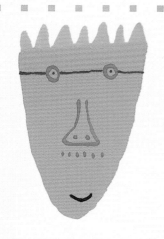

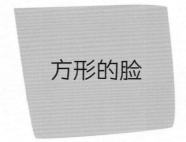
方形的脸

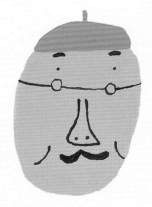

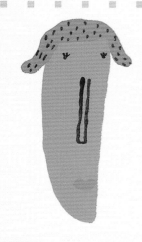

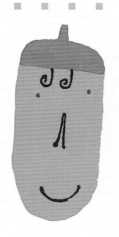

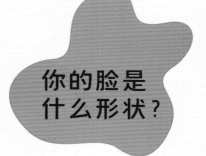
你的脸是
什么形状？

从脸上可以看出人的心情。

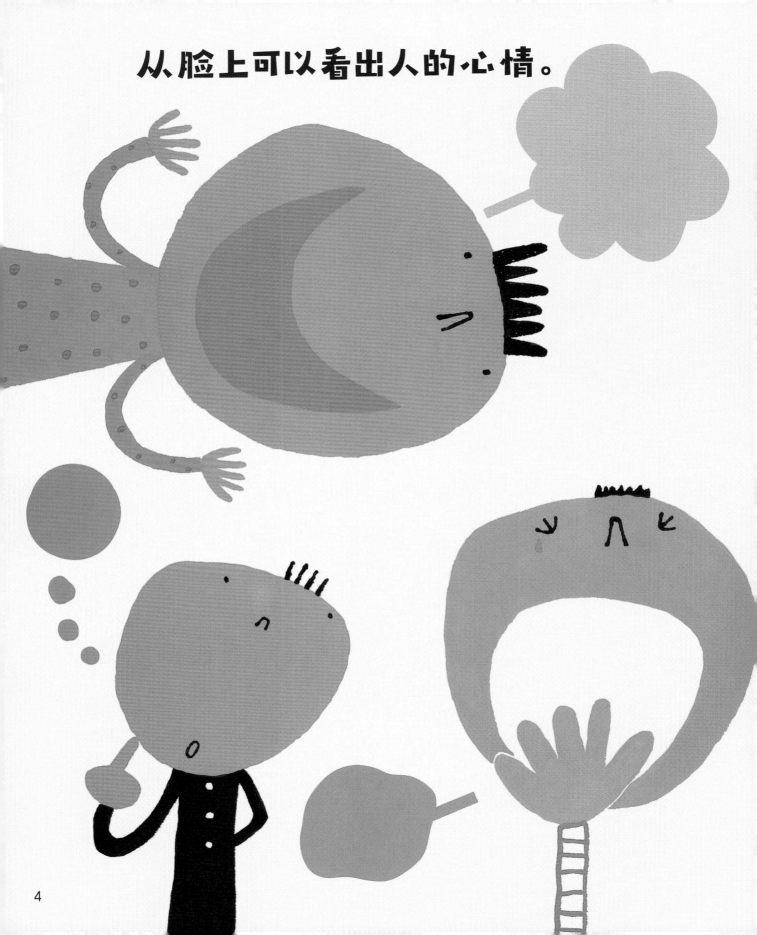

这些脸，表现了什么心情呢？

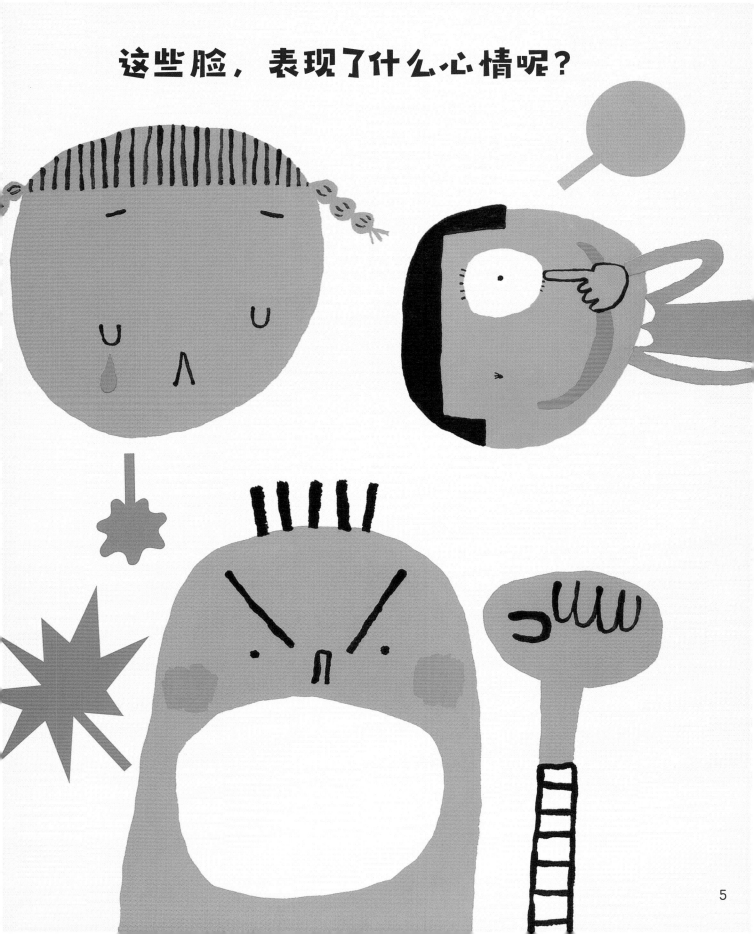

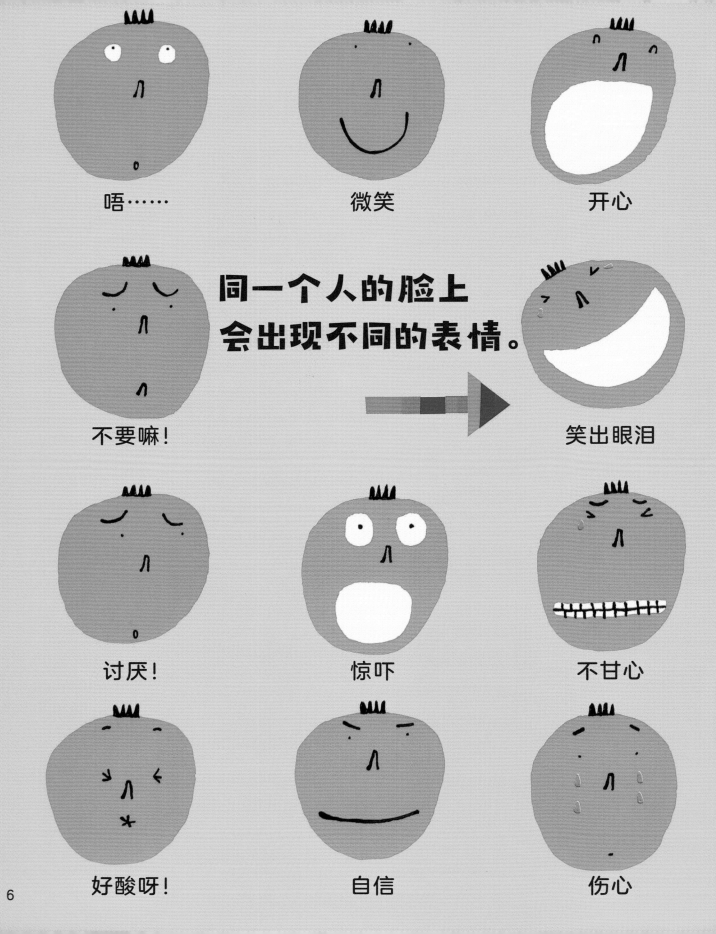

唔……

微笑

开心

同一个人的脸上
会出现不同的表情。

不要嘛！

笑出眼泪

讨厌！

惊吓

不甘心

好酸呀！

自信

伤心

6

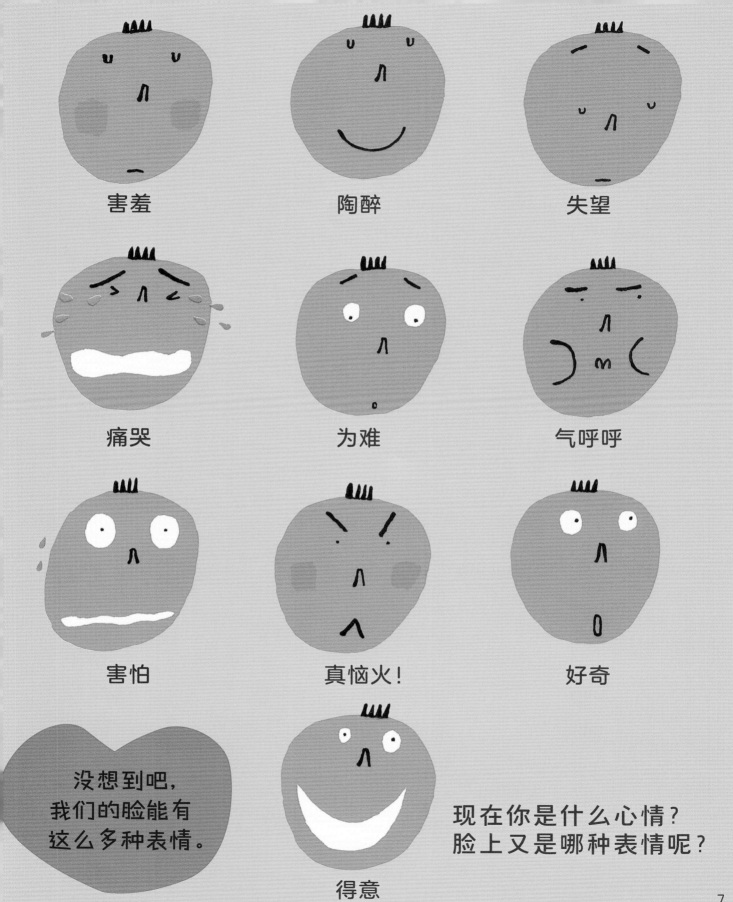

害羞

陶醉

失望

痛哭

为难

气呼呼

害怕

真恼火！

好奇

没想到吧，
我们的脸能有
这么多种表情。

得意

现在你是什么心情？
脸上又是哪种表情呢？

7

**即使没有遇到什么开心的事，
也试着笑一笑。**

怎么样？有没有感受到心情的变化

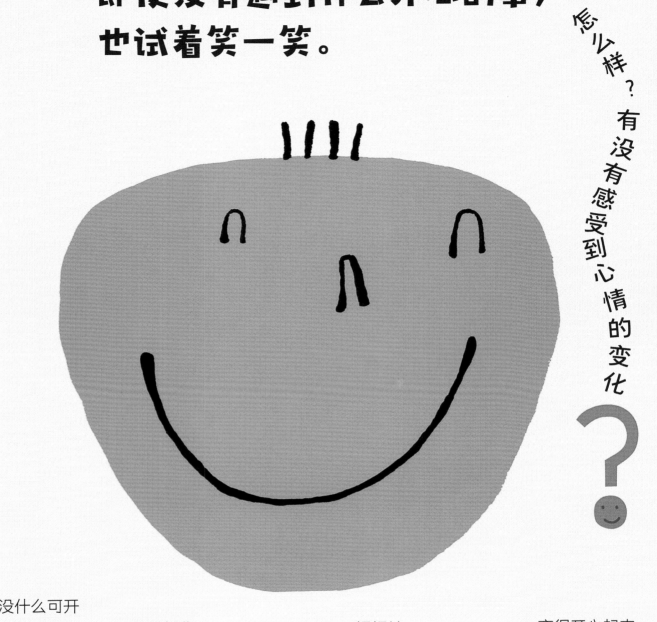

本来没什么可开
心的，但是……   好像……   慢慢地……   变得开心起来。

太神奇了，

8

即使没有什么生气的事，
也做出生气的表情。

感受一下，现在心情如何 ？

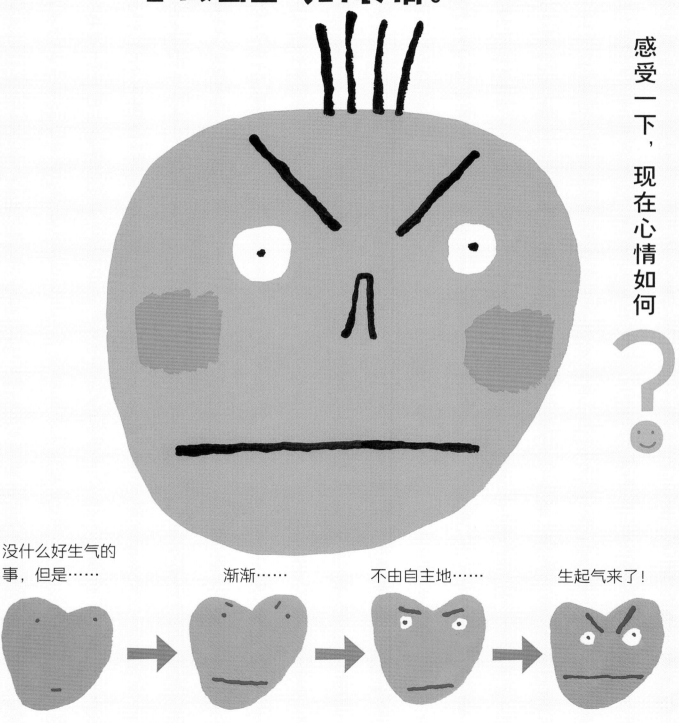

没什么好生气的
事，但是……

渐渐……

不由自主地……

生起气来了！

表情竟然能影响心情！

请仔细看看我们的脸，

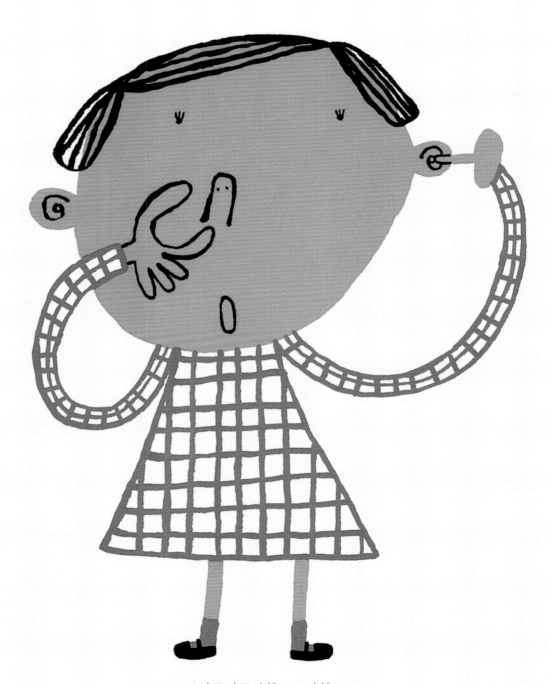

用手轻轻摸一摸，
有的地方有洞洞，
有的地方硬硬的。

脸上有……

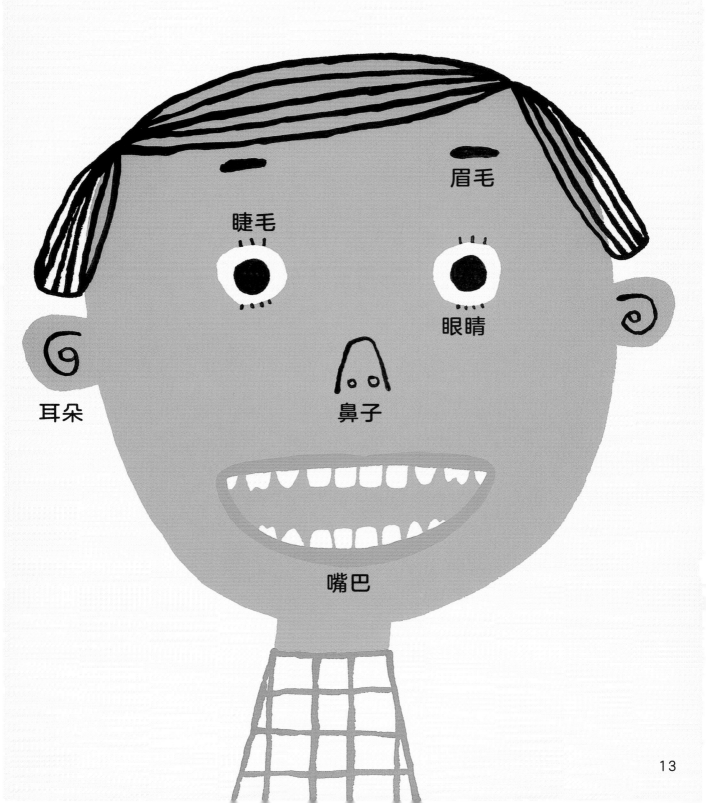

眉毛

睫毛

眼睛

耳朵

鼻子

嘴巴

啊！有点儿吓人！

哎呀！
我脸上的骨头
原来长这样。

脸的里面，长了这样子的骨头。

摸起来硬硬的地方，就是骨头！

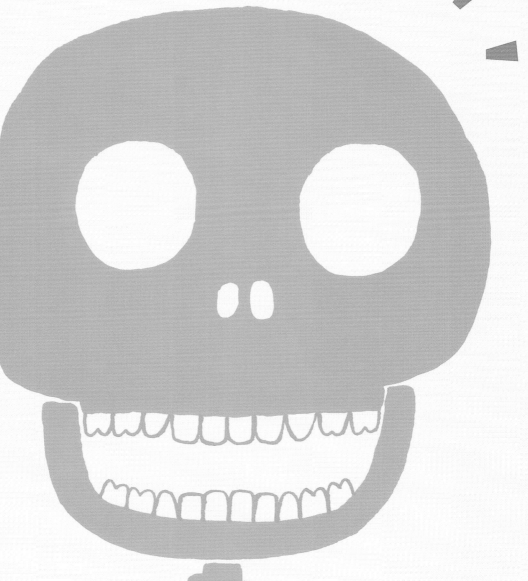

大脑、眼球这些重要器官，都被骨头保护着，很安全。

* 这些骨头属于"硬骨"，鼻子和耳朵里的是有弹性的"软骨"。

脸上的洞洞又有什么用呢？

嘴巴

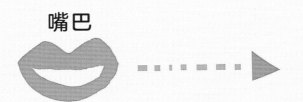 它能做什么呢？

分泌唾液

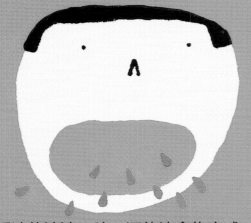

唾液能清洁口腔，还能让食物变成糊糊，便于消化。

流口水

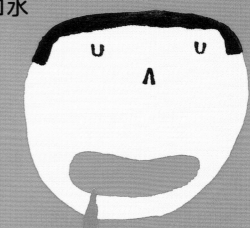

有时不留神，没咽下去的唾液会从嘴巴里流出来。

打哈欠

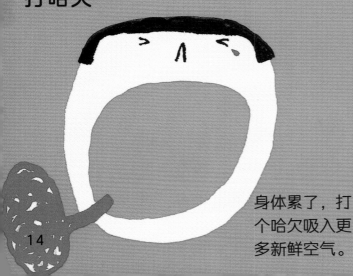

身体累了，打个哈欠吸入更多新鲜空气。

打饱嗝

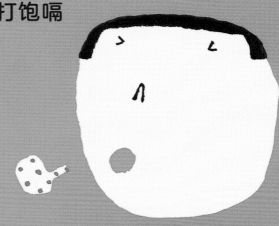

消化不良时，打个饱嗝能排出溜进胃部的气体。

14

咳嗽

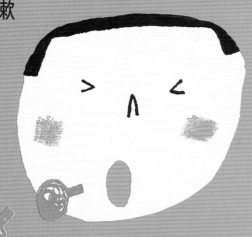

把在身体里"捣乱"的一些细菌和病毒赶出去。

打呼噜

睡觉时如果喉咙里的气道变狭窄，空气通过时产生振动，就会发出鼾声。

打嗝

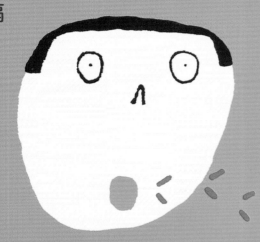

有时吃得太快、太急，胸腔底部的膈肌紧张地收缩，人就会打嗝。

发声

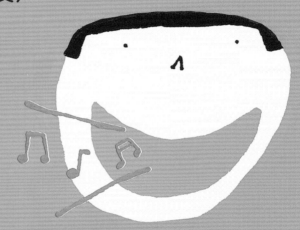

喉咙里的声带振动，就能发出声音。

叹气

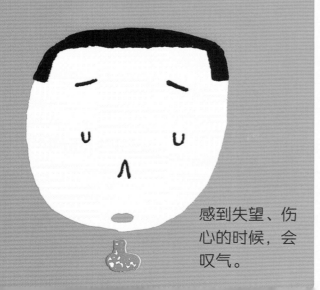

感到失望、伤心的时候，会叹气。

再想想，
脸上还有其他小洞洞吗？

15

这些洞洞的作用也不小呢。

鼻子

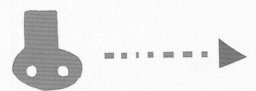 有什么东西出来了？！

鼻屎

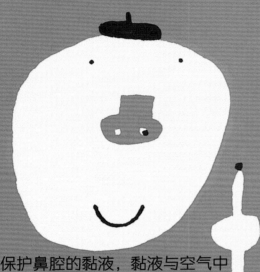

鼻子里有保护鼻腔的黏液，黏液与空气中的灰尘、细菌混合，就成了鼻屎。

鼻涕

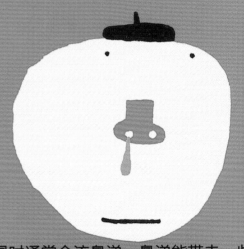

感冒时通常会流鼻涕，鼻涕能带走一些细菌和病毒。

鼻血

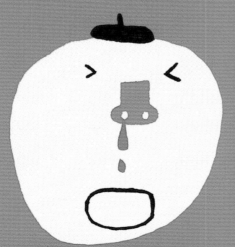

鼻子里的皮肤很薄，分布着许多细小的血管，稍微受点儿伤，就会流血。

16

鼻息

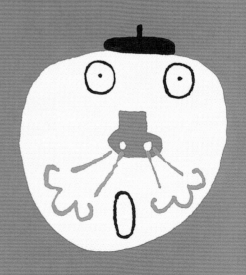

激动时，鼻子会不停呼气。

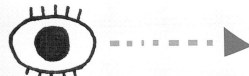 眼睛 ----▶ **里面会跑出来什么呢?**

眼泪

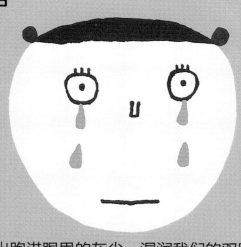

能冲出跑进眼里的灰尘,湿润我们的双眼,防止干燥。伤心的时候,也会止不住地流泪。

眼屎

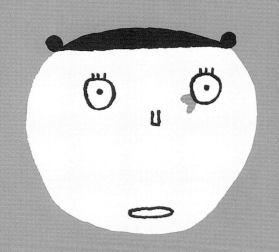

能带走跑进眼睛里的细菌和灰尘。

耳朵 ----▶ **会产生什么东西呢?**

耳屎

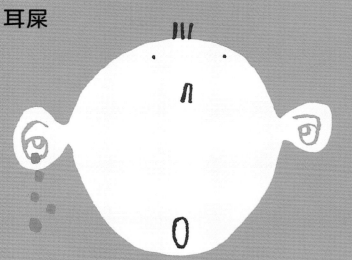

有些人的耳屎是干的,有些人的则是湿湿的。

耳漏

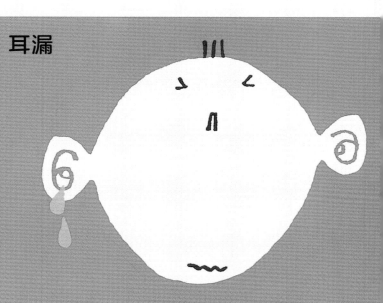

耳朵生病时,才会流出的液体。

17

我们的脸还会变颜色呢！

变红了！

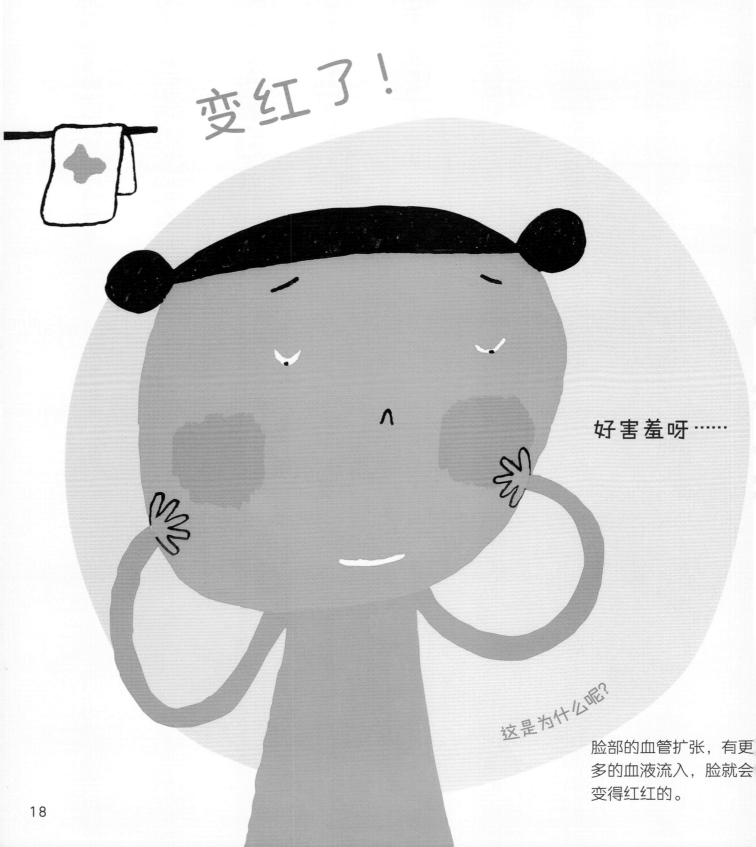

好害羞呀……

这是为什么呢？

脸部的血管扩张，有更多的血液流入，脸就会变得红红的。

脸变白了！

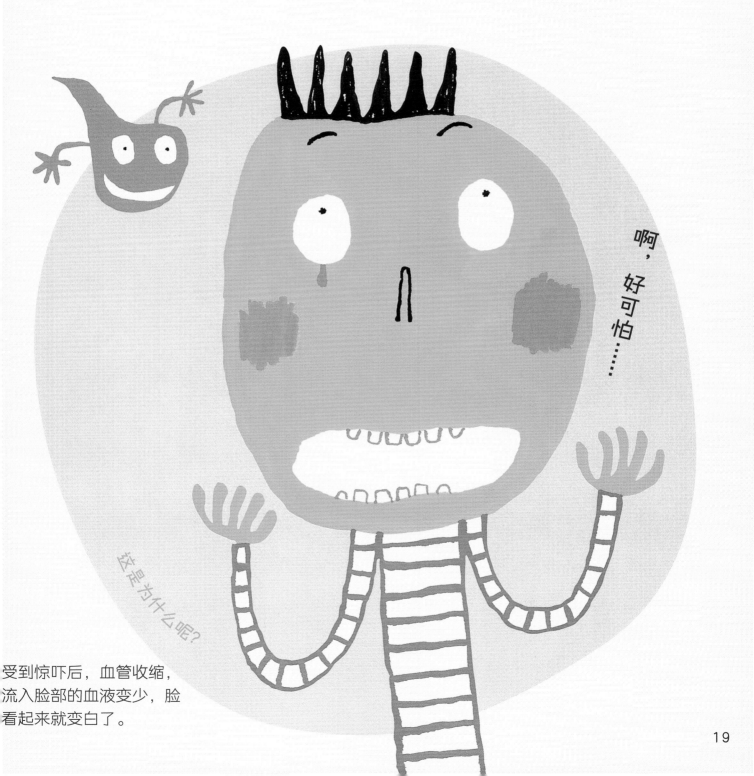

啊，好可怕……

这是为什么呢？

受到惊吓后，血管收缩，流入脸部的血液变少，脸看起来就变白了。

19

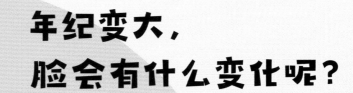

年纪变大，
脸会有什么变化呢？

刚出生的时候

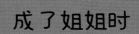

成了姐姐时

20

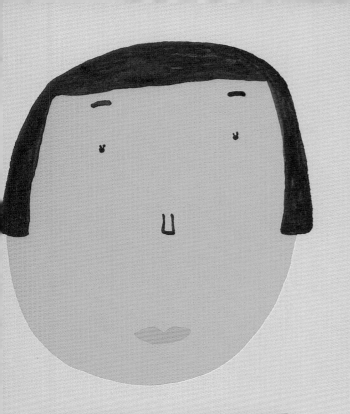

脸上有皱纹
在生长……

上了年纪后，
脸上的皮肤逐渐失去弹性，
变得松弛，
皱纹也跟着出现了。

当上妈妈时

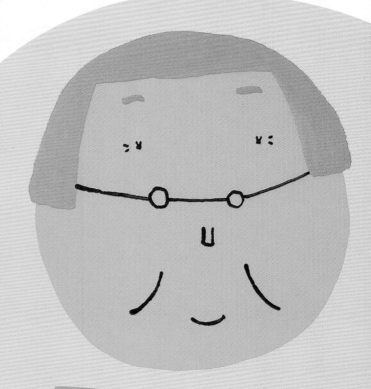

做了奶奶后

虽然妈妈没有变老，
但她的脸有时候会变。

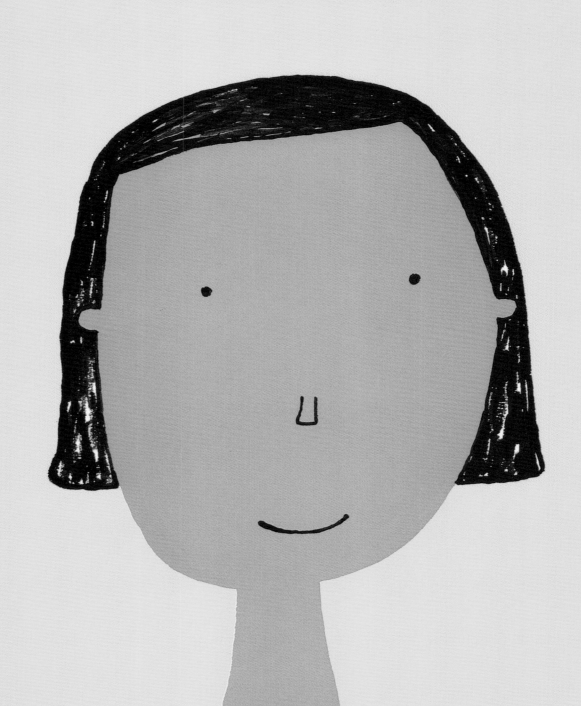

我的脸，没有变。

这是因为……

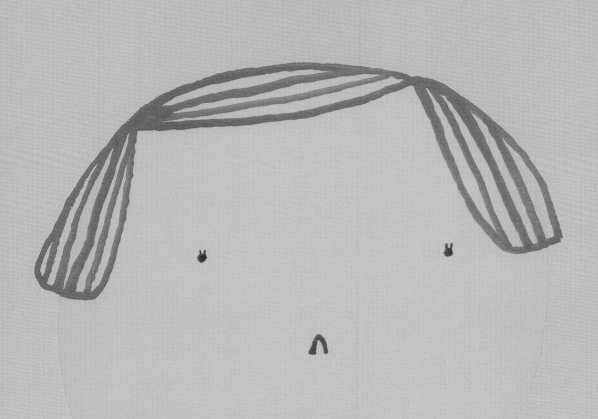

妈妈会化妆呀！

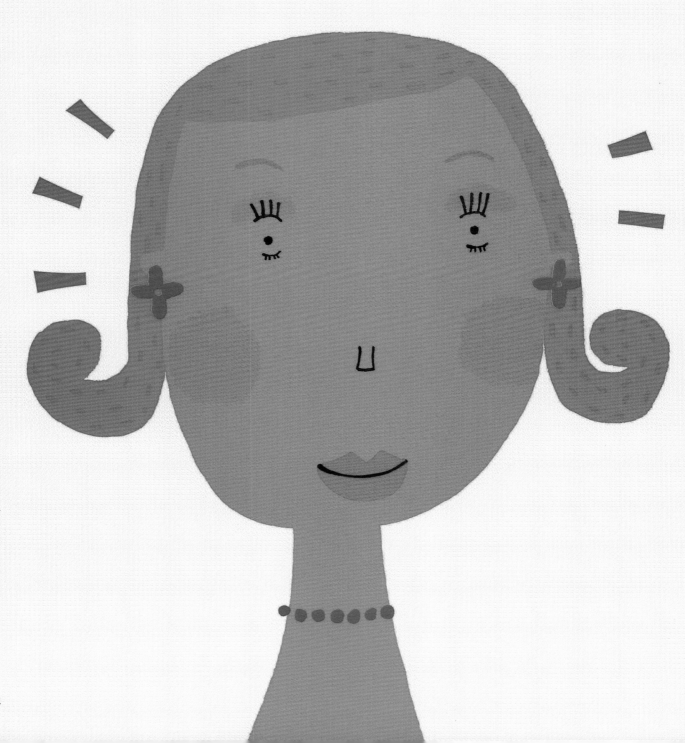

我也来试试！

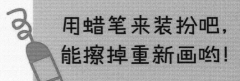
用蜡笔来装扮吧，
能擦掉重新画哟！

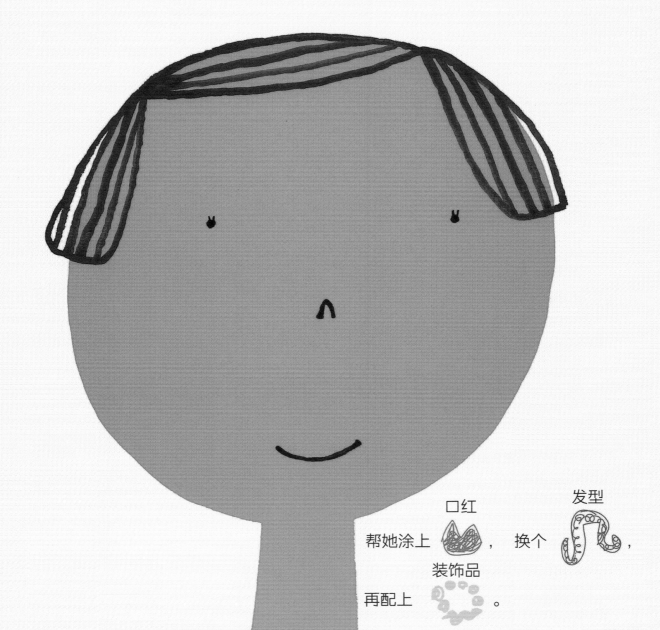

口红   发型
帮她涂上   ，换个   ，
装饰品
再配上   。

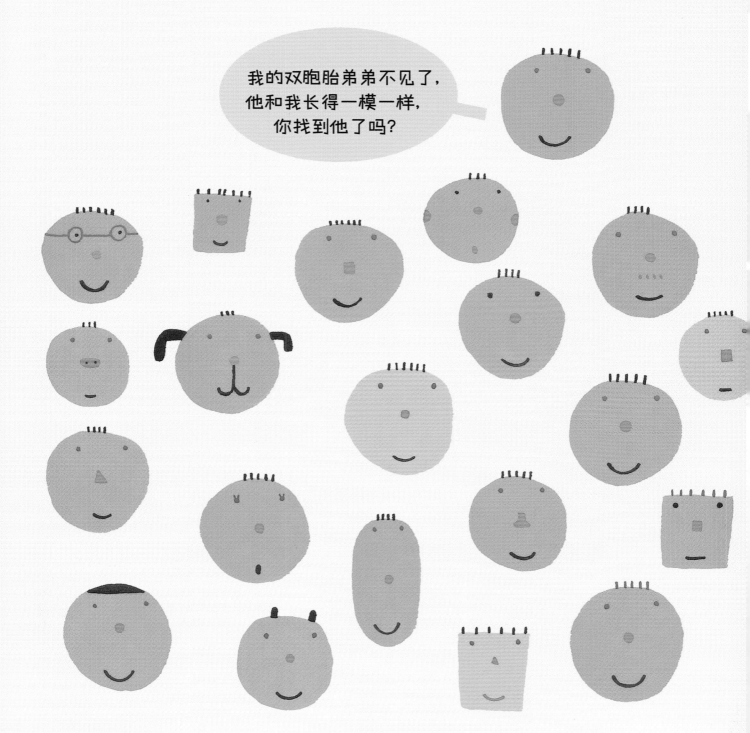

26

身体大发现 认识我自己

骨骼的奥秘

[日]LaZOO 文 [日]菅原启子 图 杨鑫仪 译

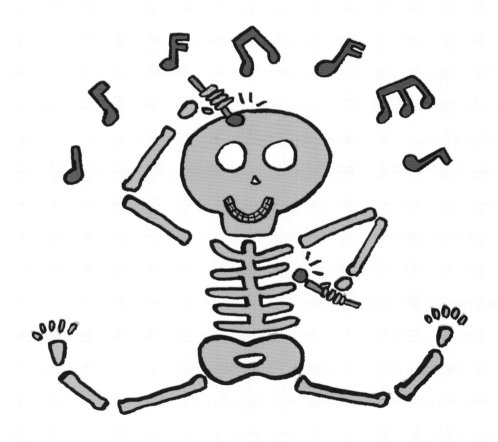

乐乐趣

南京大学出版社

你的身体可以弯曲吗？

这样弯。

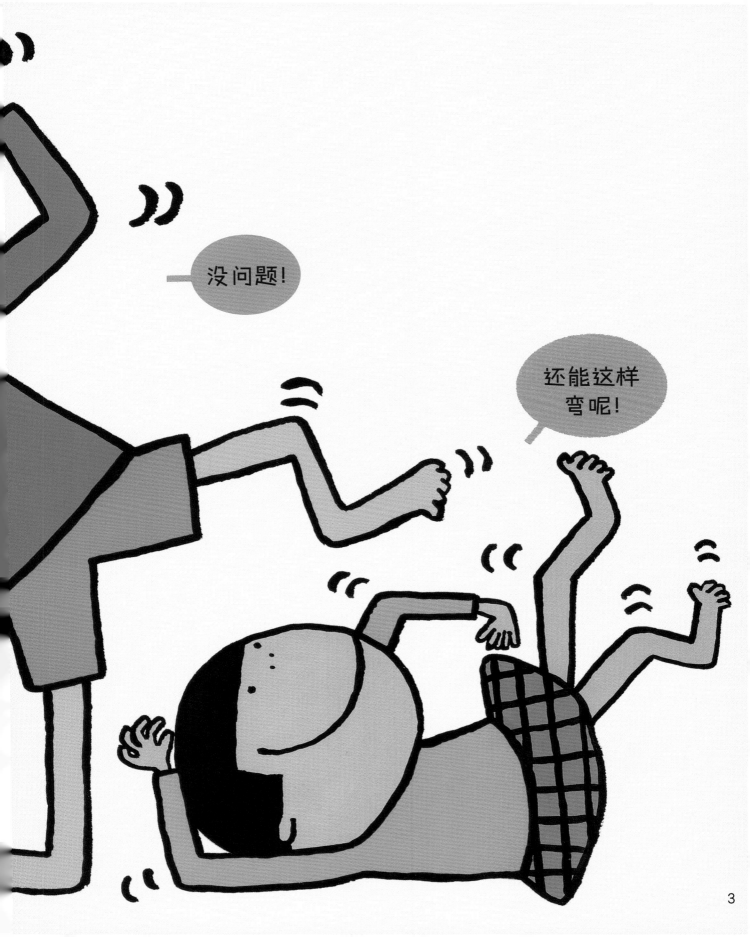

但是也有不能弯曲的地方。

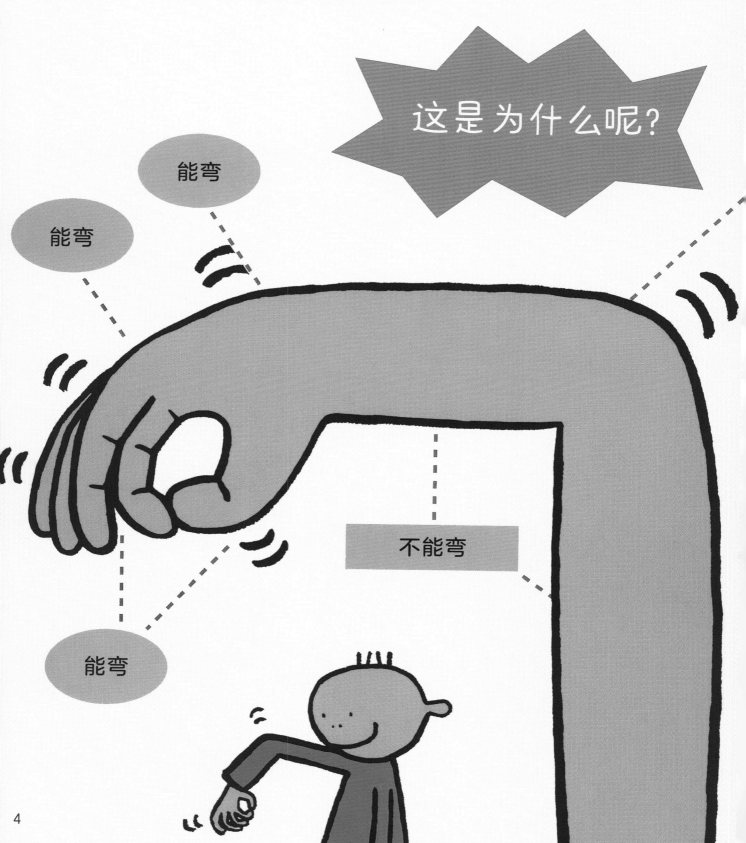

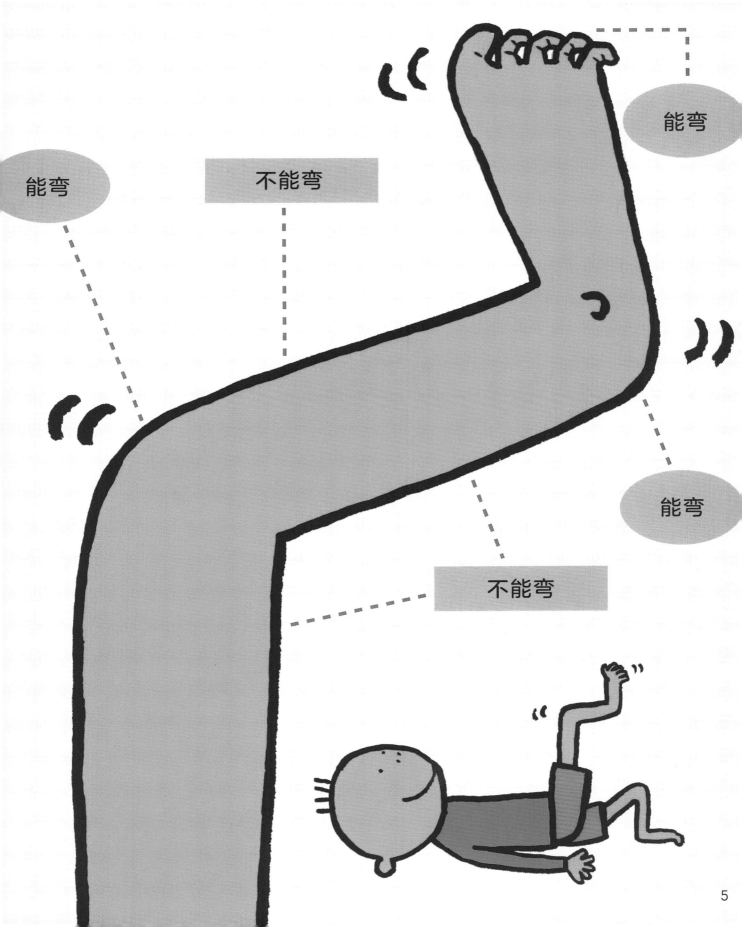

因为身体里有骨头和关节。

骨头之间由关节连接，
有了关节，身体才能弯曲活动。

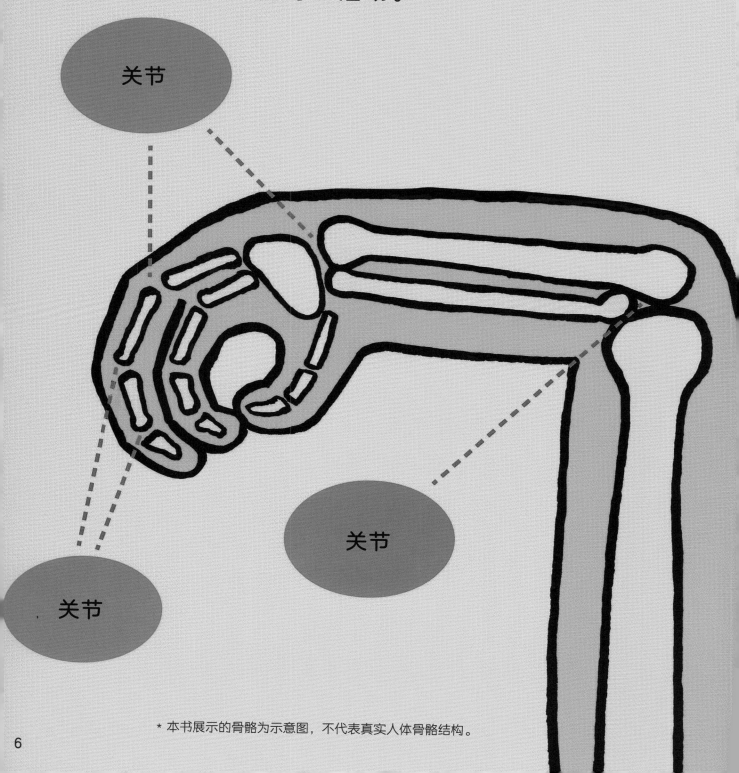

关节

关节

关节

* 本书展示的骨骼为示意图，不代表真实人体骨骼结构。

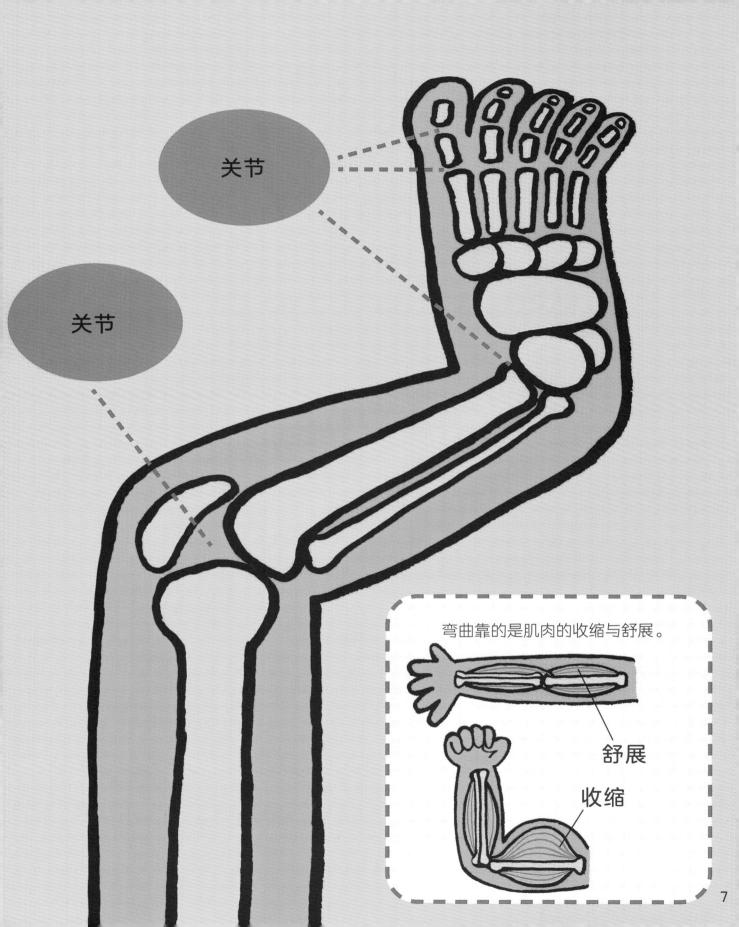

关节

关节

弯曲靠的是肌肉的收缩与舒展。

舒展

收缩

7

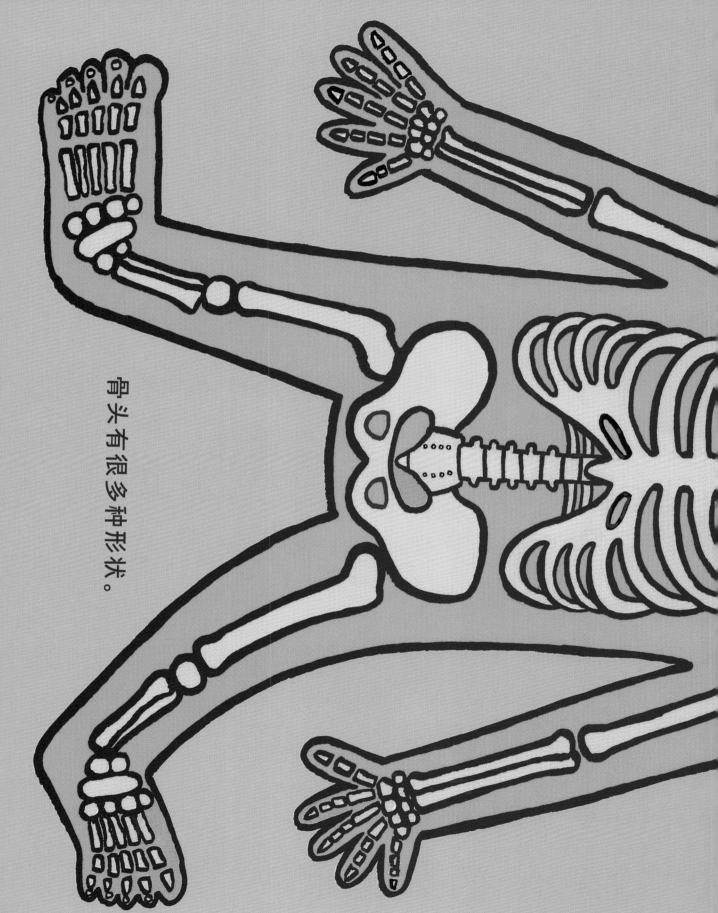

骨头有很多种形状。

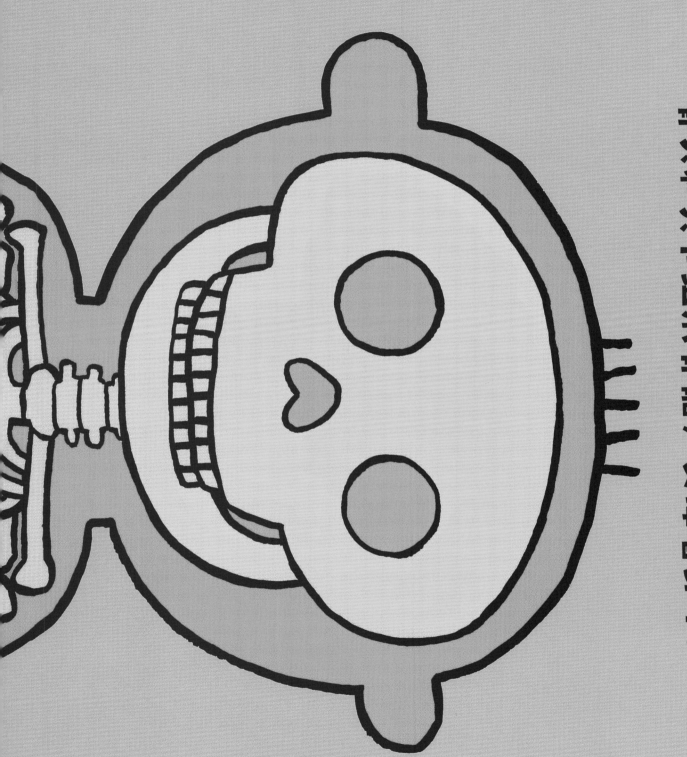

骨头和关节组成骨骼，支撑着身体。

看起来像笼子的骨头是肋骨。

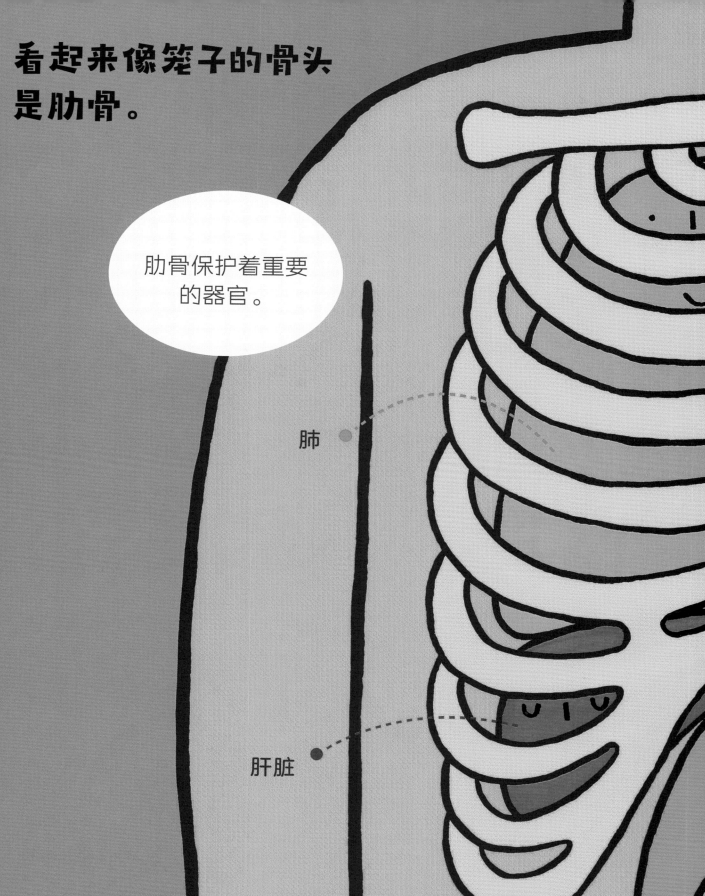

肋骨保护着重要的器官。

肺

肝脏

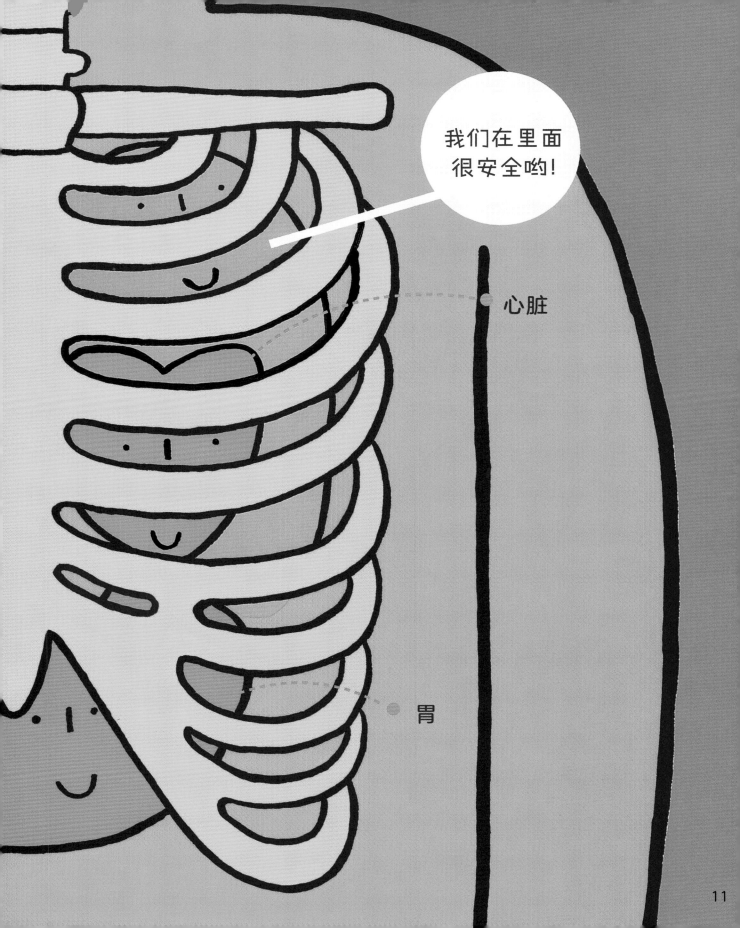

这个像头盔一样的骨头，
是颅骨。

它保护着聪明的大脑。

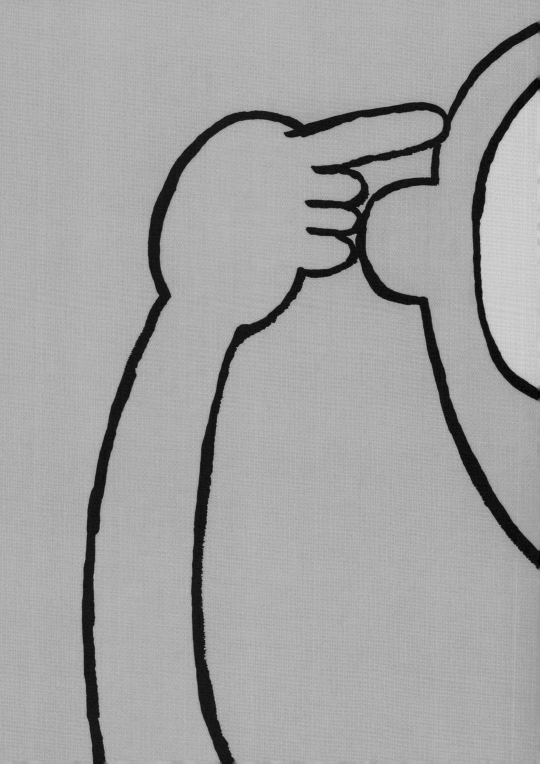

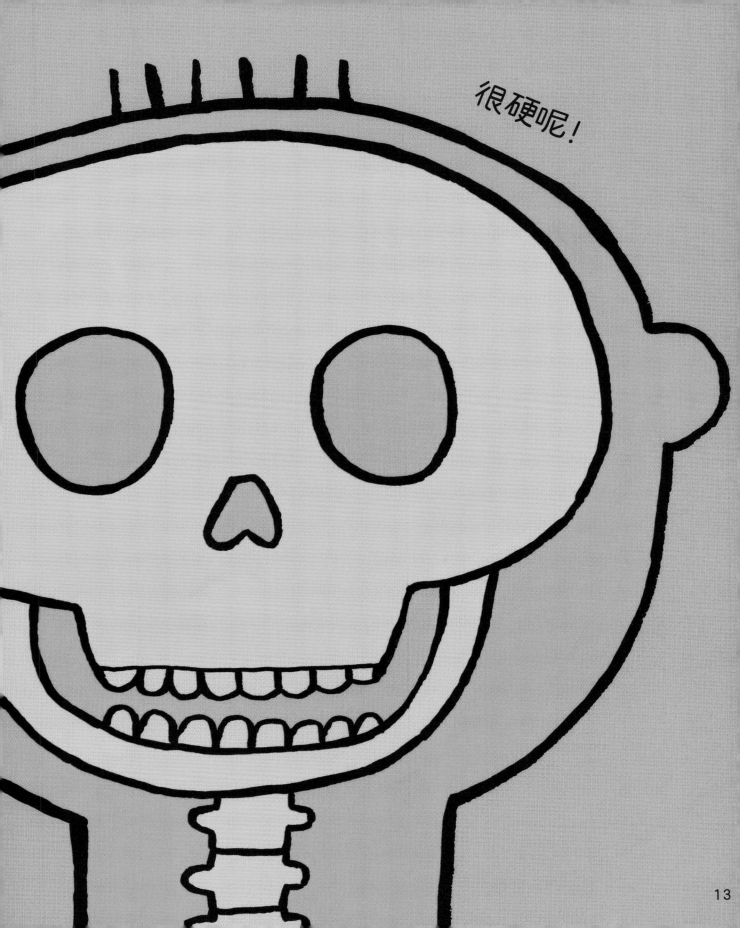

很硬呢！

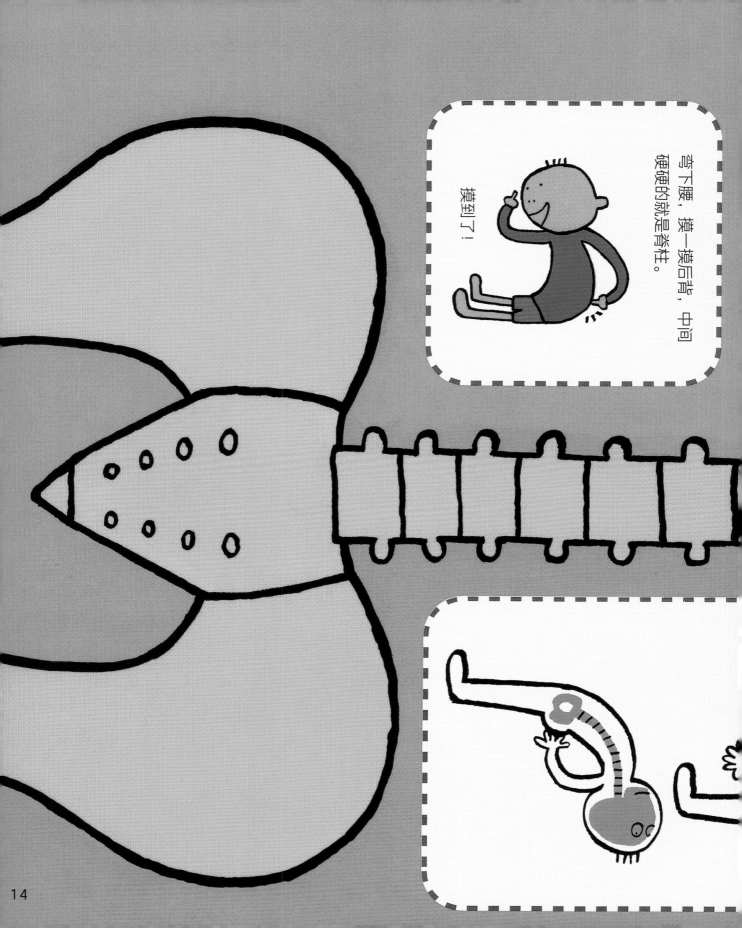

弯下腰，摸一摸后背，中间硬硬的就是脊柱。

摸到了！

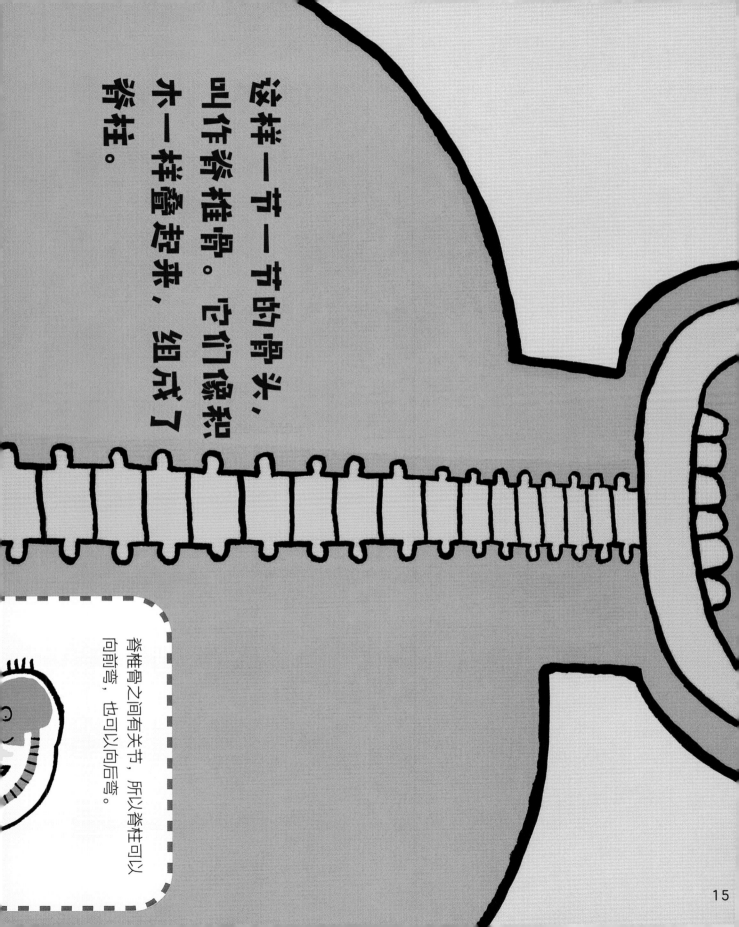

这样一节一节的骨头，叫作脊椎骨。它们像积木一样叠起来，组成了脊柱。

脊椎骨之间有关节，所以脊柱可以向前弯，也可以向后弯。

15

找找身上的骨头吧！

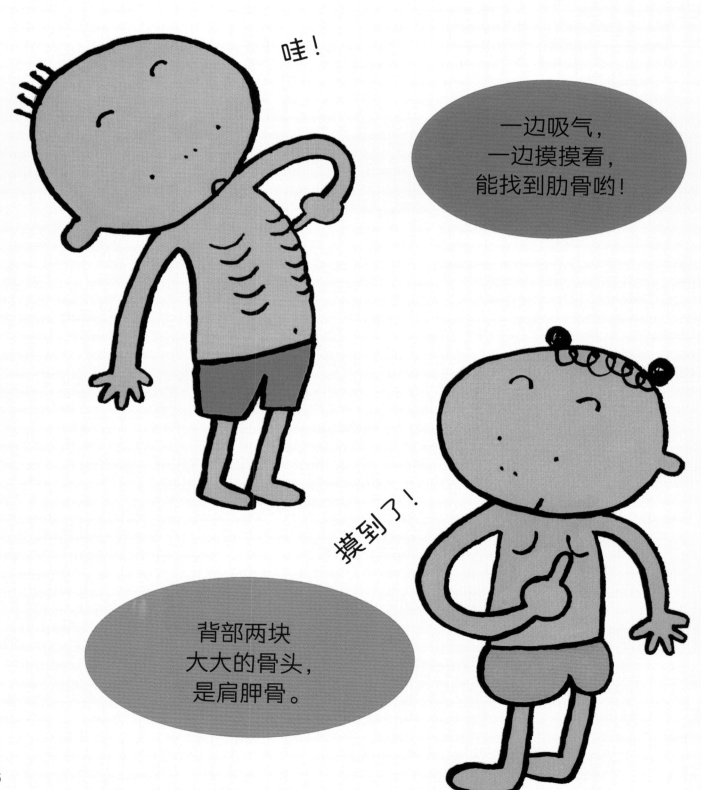

哇！

一边吸气，
一边摸摸看，
能找到肋骨哟！

摸到了！

背部两块
大大的骨头，
是肩胛骨。

16

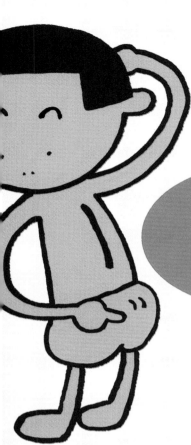

屁股中间
圆圆的骨头，
是尾骨。

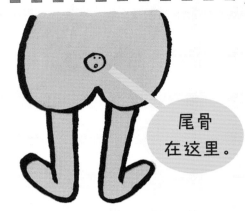

尾骨
在这里。

据说人类和猴子拥有共同的祖先，
尾巴就是从这儿长出来的。

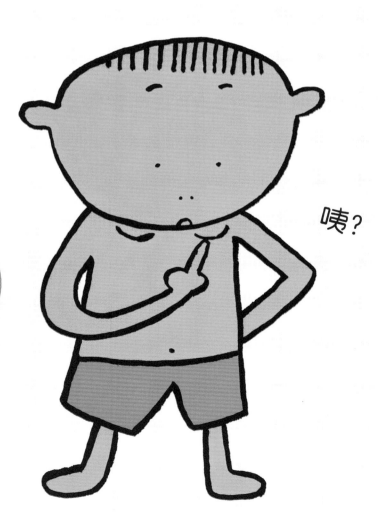

脖子下方
横着的骨头
是锁骨。

咦？

17

来找找头上的骨头吧!

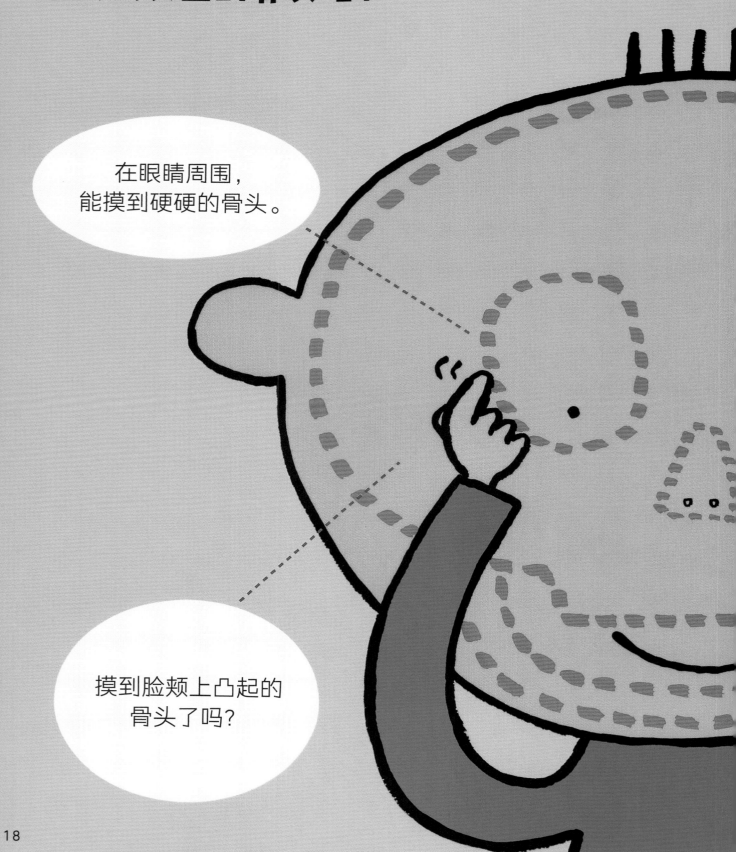

在眼睛周围,
能摸到硬硬的骨头。

摸到脸颊上凸起的
骨头了吗?

把手贴在耳朵下面，动动嘴巴。

这儿的骨头
动了！

摸摸鼻梁，
里面也有硬硬的
骨头。

这些姿势，
骨头可不喜欢哟！

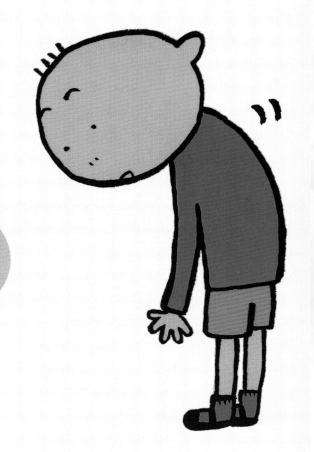

站立时，弯着腰，
驼着背。

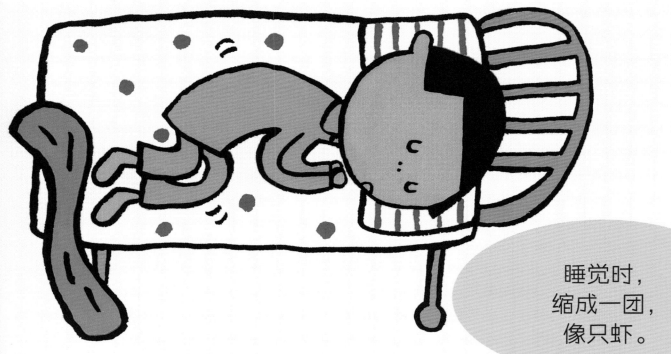

睡觉时，
缩成一团，
像只虾。

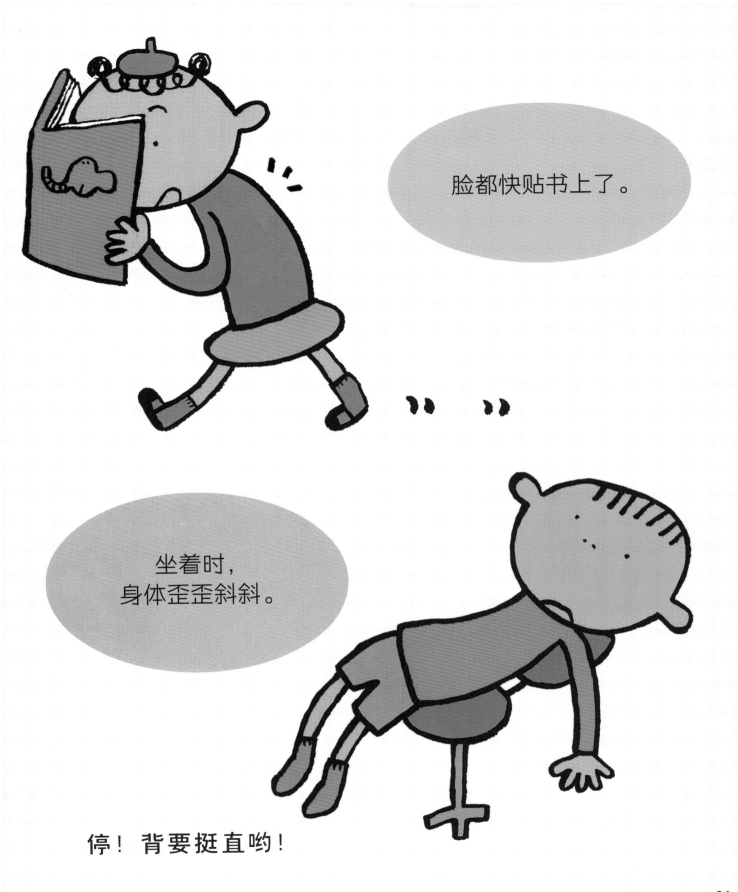

脸都快贴书上了。

坐着时，
身体歪歪斜斜。

停！背要挺直哟！

除了支撑身体，
骨头还会做这些事。

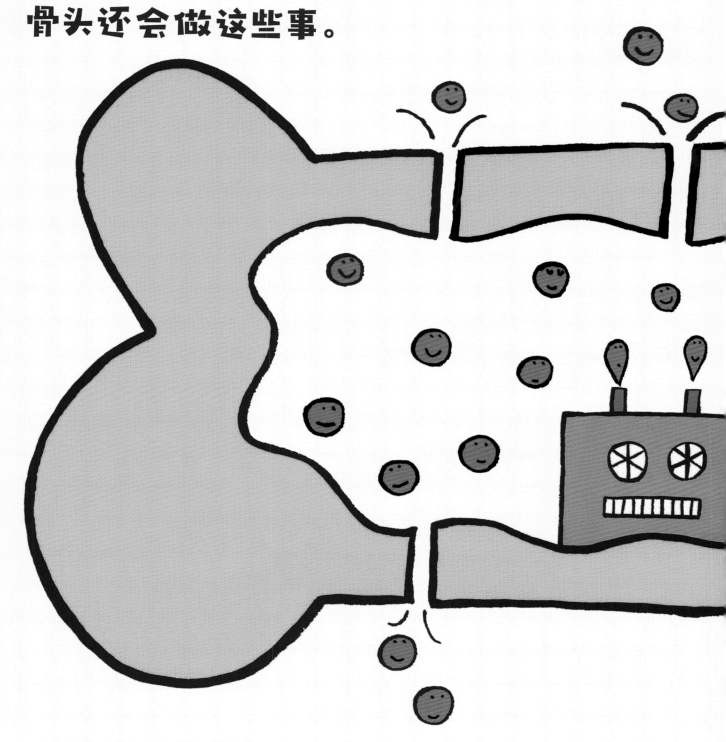

骨头里的红骨髓能制造新鲜的血液。

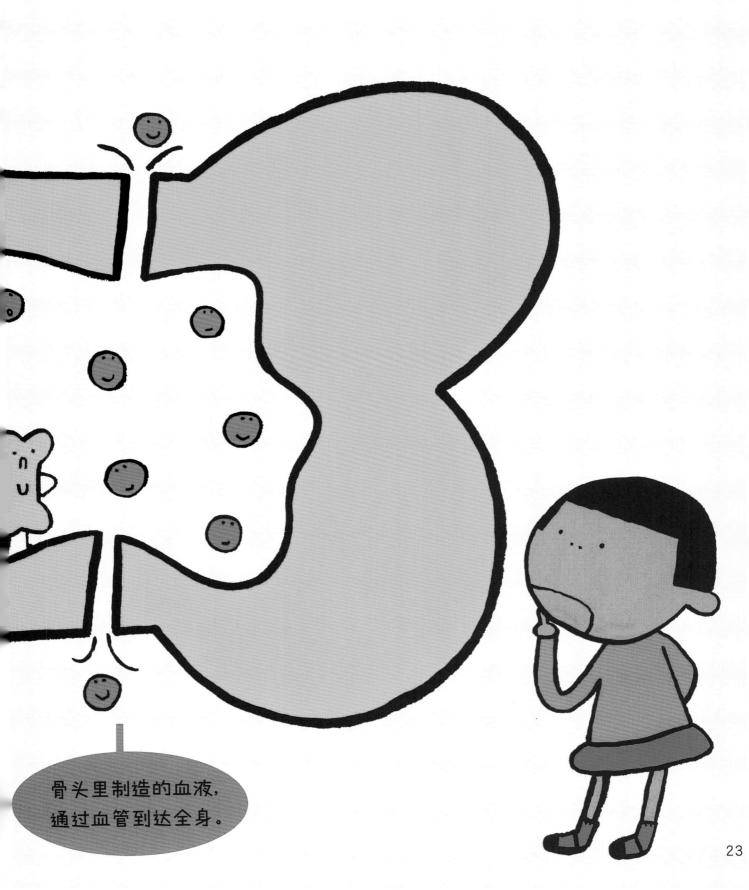

骨头里制造的血液,
通过血管到达全身。

23

我们身体里还有比较柔软的骨头，
那就是软骨。

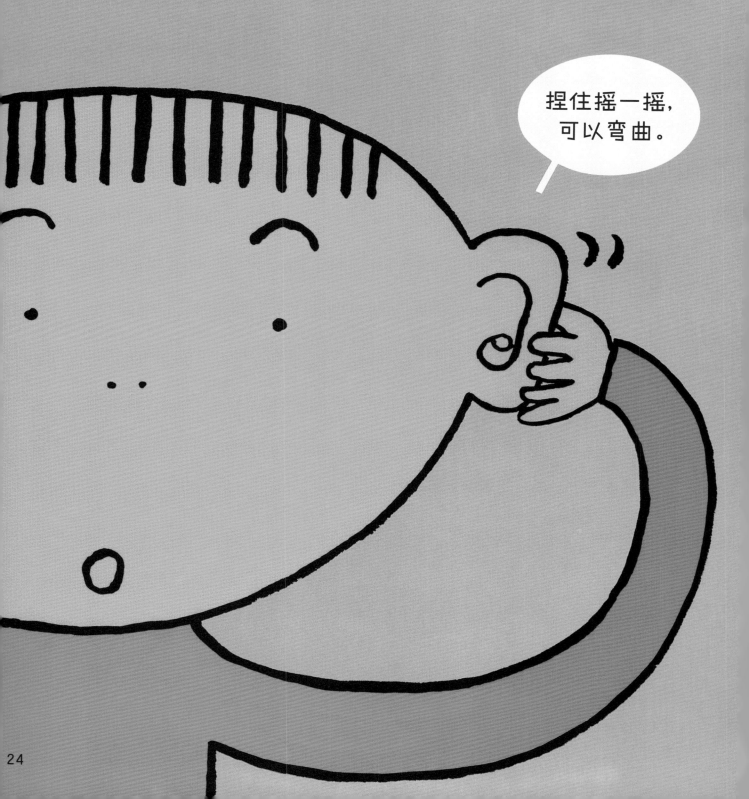

捏住摇一摇，
可以弯曲。

摸摸看，耳朵和鼻子里
都有软骨。

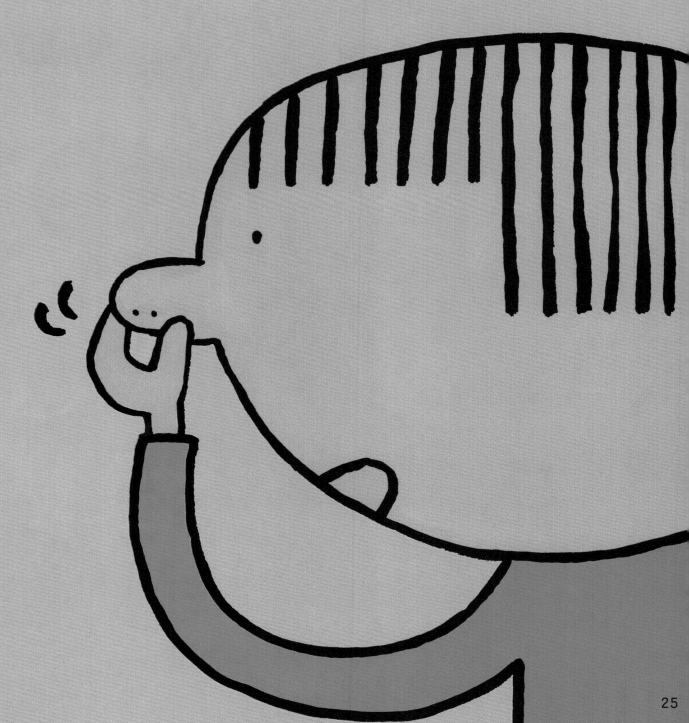

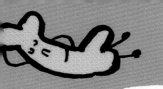
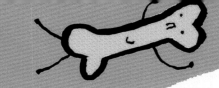

这些食物能帮助骨头长得更结实，我们要多吃一点儿。

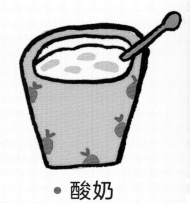

• 酸奶

能长更高哟！

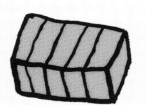

• 奶酪

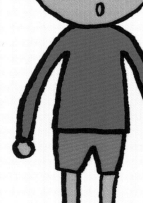

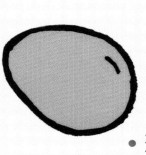

• 蛋

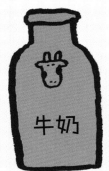
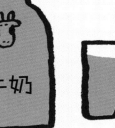

• 牛奶

• 鱼丸

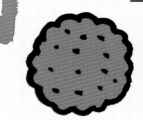
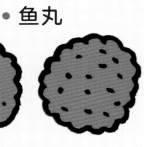

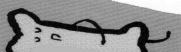
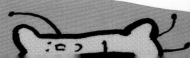

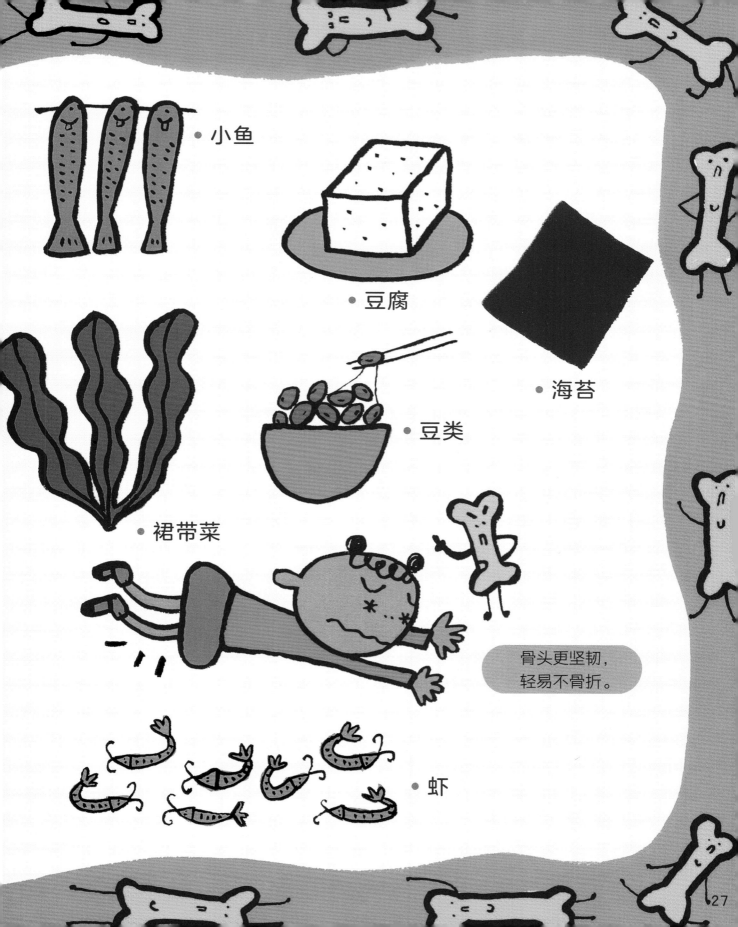

小鱼

豆腐

海苔

豆类

裙带菜

骨头更坚韧，
轻易不骨折。

虾

27

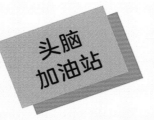

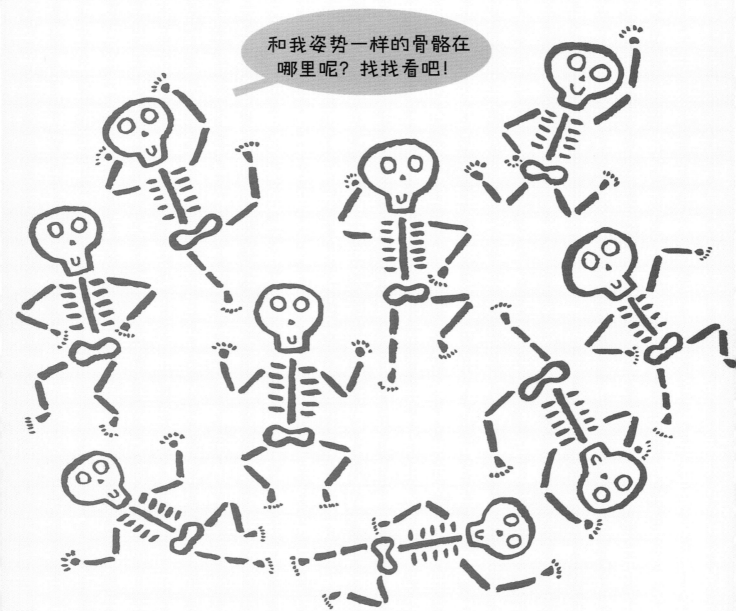

28

身体大发现 认识我自己

奇妙的手和脚

[日]La zoo 文 [日]菅原启子 图 杨鑫仪 译

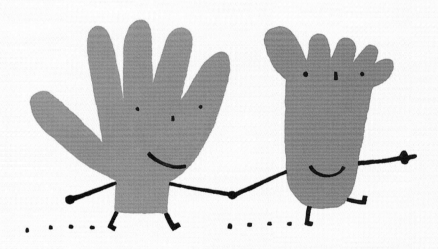

我们的手和脚真的很厉害哟，
请好好认识一下它们。

乐乐趣

南京大学出版社

小学生的手

婴儿的手

奶奶的手

2

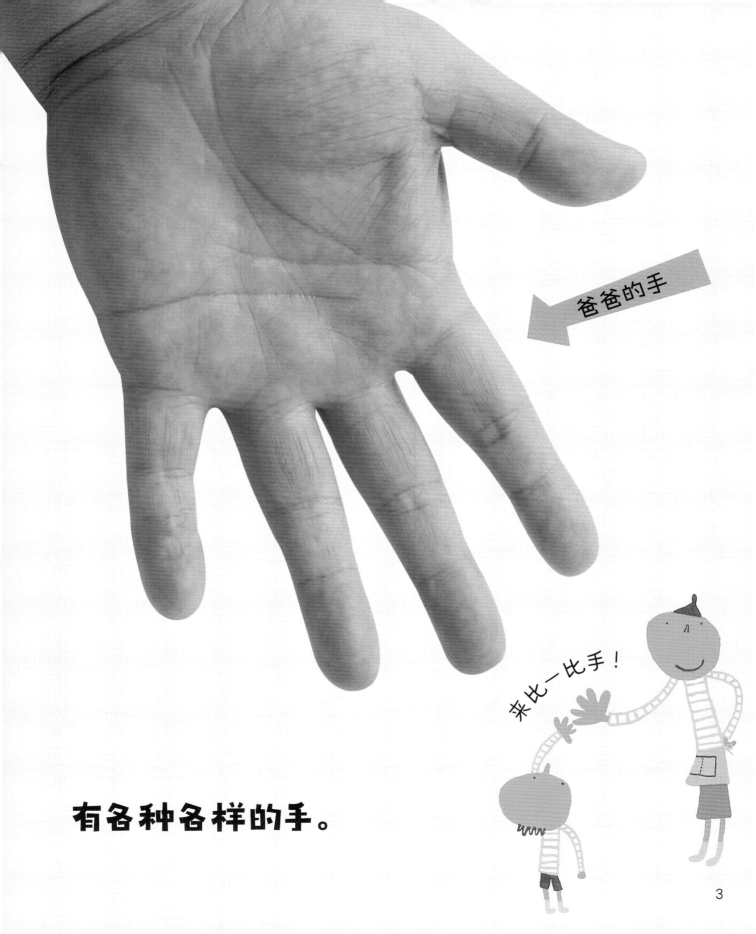

爸爸的手

来比一比手！

有各种各样的手。

3

手指可以灵活地弯曲，所以能做很多事情。

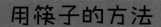

用筷子的方法

只要多加练习，就能学会用筷子。

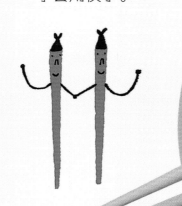

看，这么小的东西都能被夹起来。

能挑起细细的面条……
也能夹开软软的豆腐……

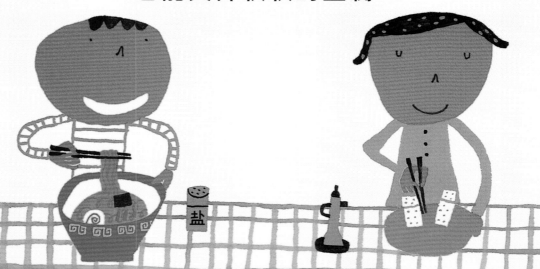

盐

4

握铅笔的方法

看，是这样握铅笔哟。

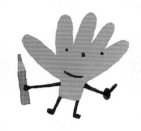

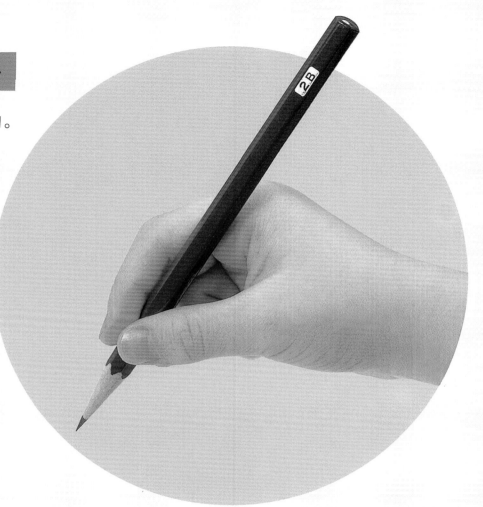

能写字……也能画画……

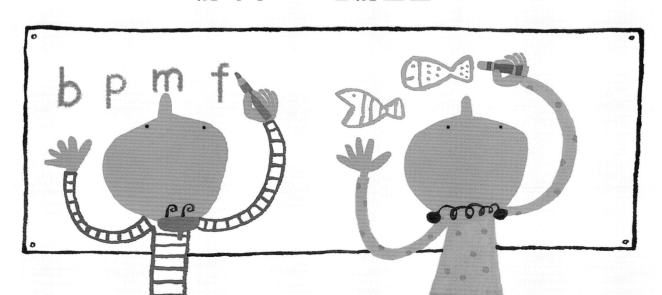

手 超能干！

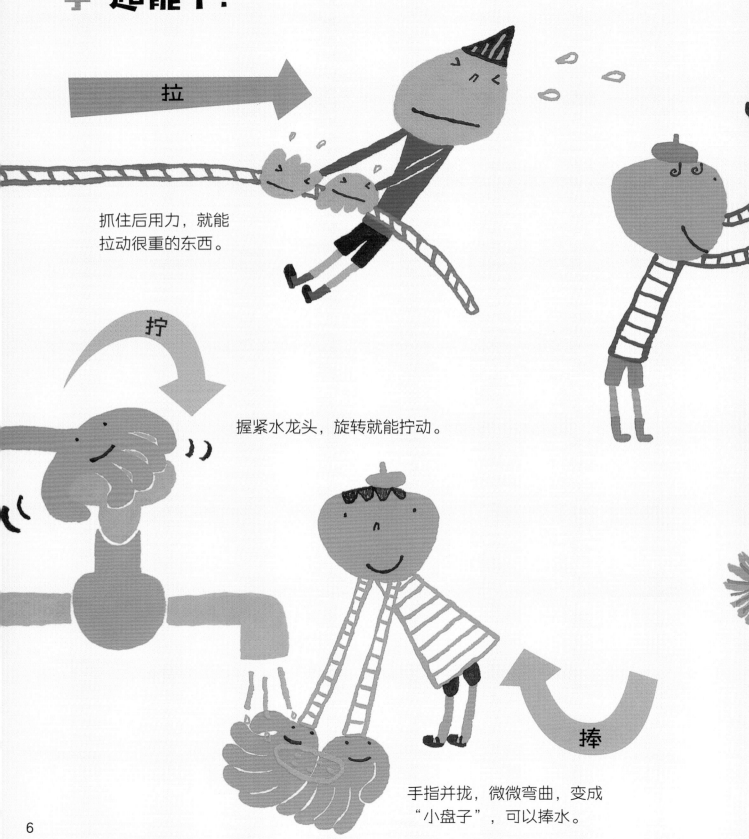

拉

抓住后用力，就能
拉动很重的东西。

拧

握紧水龙头，旋转就能拧动。

捧

手指并拢，微微弯曲，变成
"小盘子"，可以捧水。

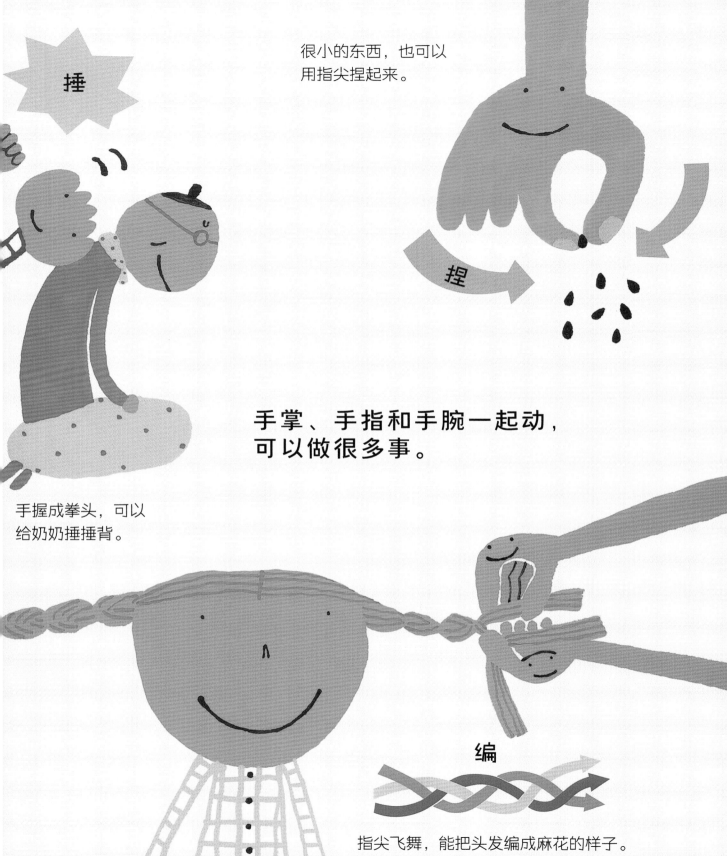

捶

很小的东西，也可以
用指尖捏起来。

捏

手掌、手指和手腕一起动，
可以做很多事。

手握成拳头，可以
给奶奶捶捶背。

编

指尖飞舞，能把头发编成麻花的样子。

仔细看看手。

手掌

弯起来的地方有横纹。

掌心有长长的纹路。

指甲长了，要及时剪掉哟。

如果两年不剪指甲，指甲可能会长到这么长，那就有点儿危险了。

中指

无名指

食指

小拇指

大拇指

这里软软的。

手腕上有青色的血管。

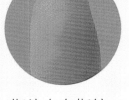

指头上有指纹，每个人的指纹都不一样。

手背

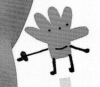

这里鼓出来的地方，是手腕关节处的骨头哟。

手可以握。

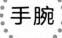
手腕

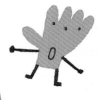
看看有哪
些地方可
以弯曲。

上臂
是从肩膀到肘
的部分。

肘

9

手的里面有……

有骨头和关节，所以手指才能灵活地弯曲。

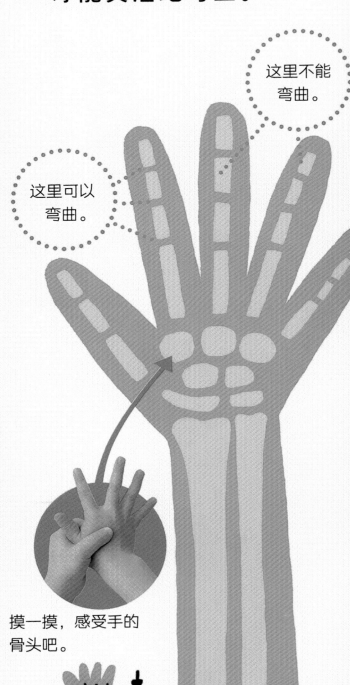

这里不能弯曲。

这里可以弯曲。

摸一摸，感受手的骨头吧。

手里面有好多块骨头。

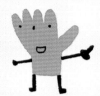

这里可以转动。

骨头互相连接的地方叫关节，关节能让身体弯曲。

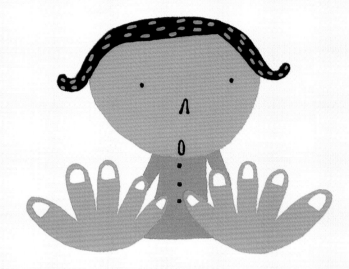

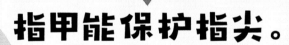

指甲能保护指尖。

指甲从根部开始生长，新指甲不断长出，指甲就会越来越长。

* 本书展示的骨骼为示意图，不代表真实人体骨骼结构。

手能表达情感。

手拉手，朋友一起真快乐。

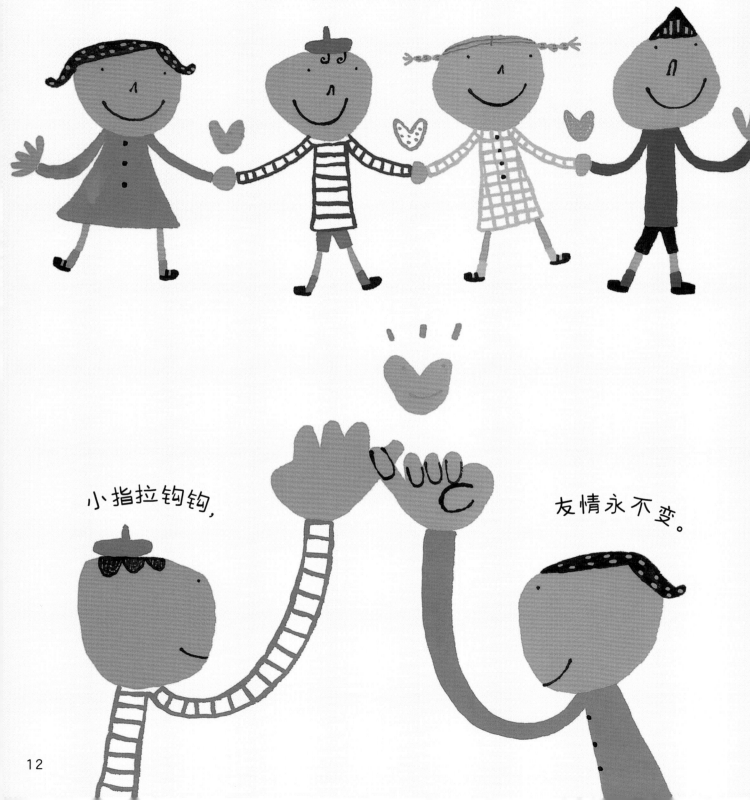

小指拉钩钩，

友情永不变。

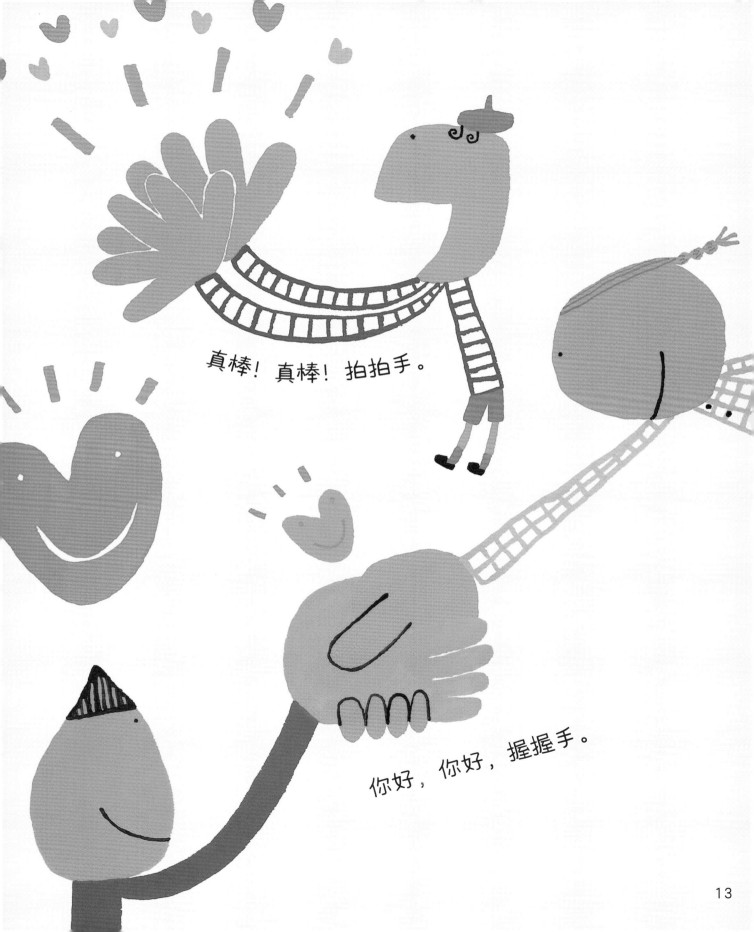

真棒！真棒！拍拍手。

你好，你好，握握手。

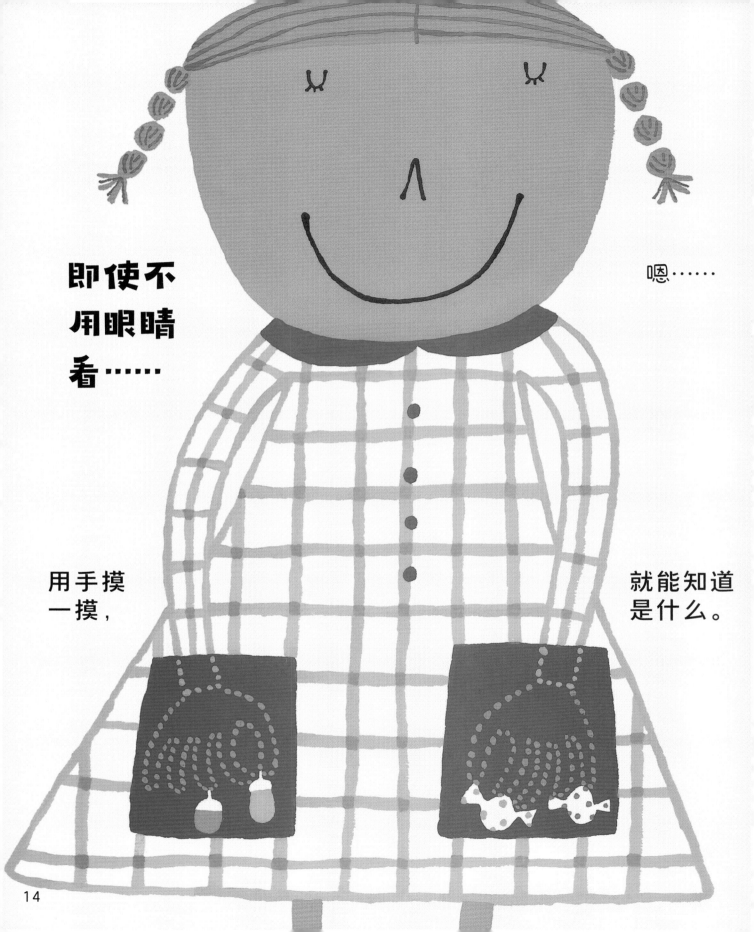

即使不
用眼睛
看……

嗯……

用手摸
一摸，

就能知道
是什么。

14

有一种文字，盲人能摸着"读"，叫作盲文。

电梯上的盲文

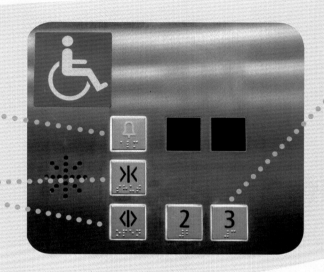

表示紧急呼叫的按钮

表示关门和开门的按钮

表示楼层的按钮

摸到圆圆的小凸起，就知道按钮的作用了。

扶手上的盲文

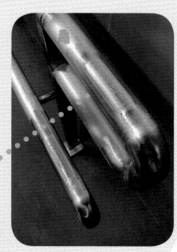

扶手上也有表示"上""下"的盲文。

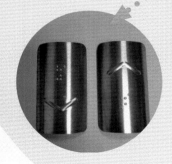

盲文由凸起的小点组合而成，可以表示文字。

盲文书

用手指摸一摸凸起的小圆点，盲人也能"看"懂书。

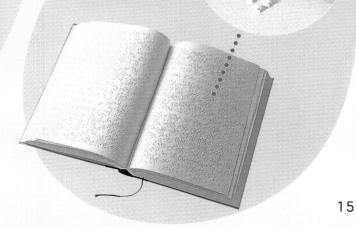

和好朋友一起玩"手"的游戏吧！

手指相扑

两人的手指握在
一起，拿大拇指
当相扑选手。

预备——按！

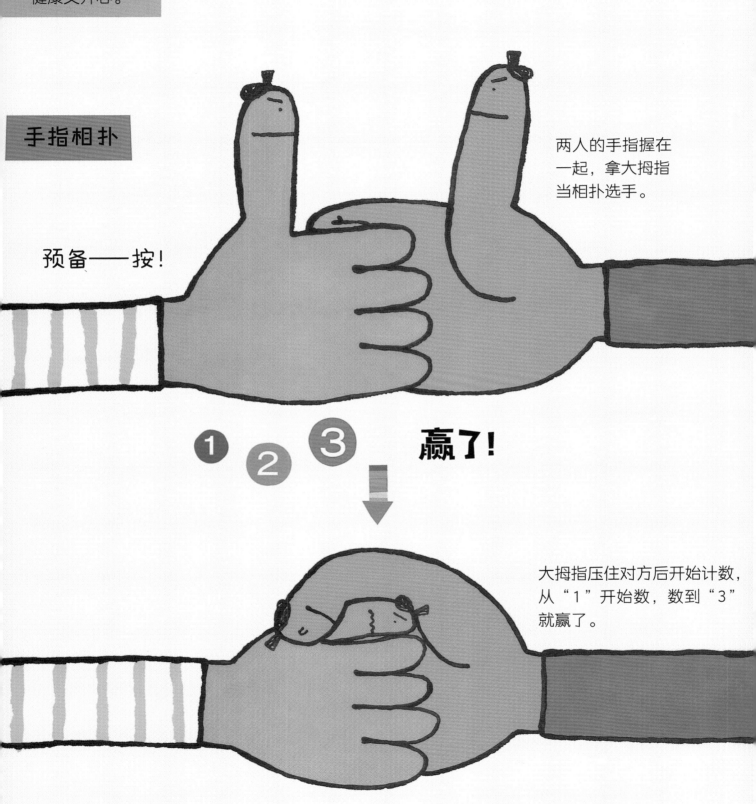

①②③ 赢了！

大拇指压住对方后开始计数，
从"1"开始数，数到"3"
就赢了。

推掌

面对面站着，张开双手，放在胸前。

用力推对方的手掌，谁的脚先动，谁就输了。

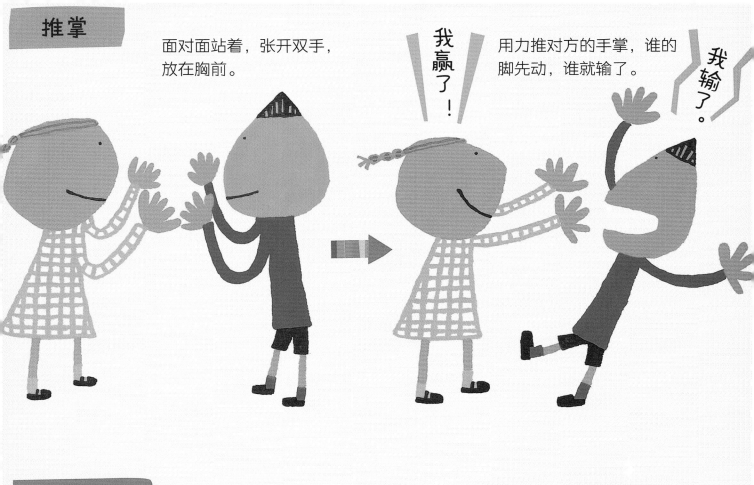

抢手帕

先把手帕放在手里，让对方来抢。

当对方来抢时，马上握紧手帕。

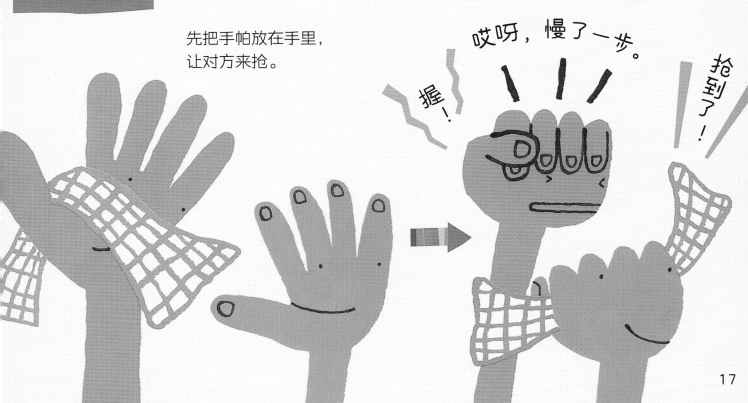

走一走，蹦一蹦，转个圈，
跳个舞……

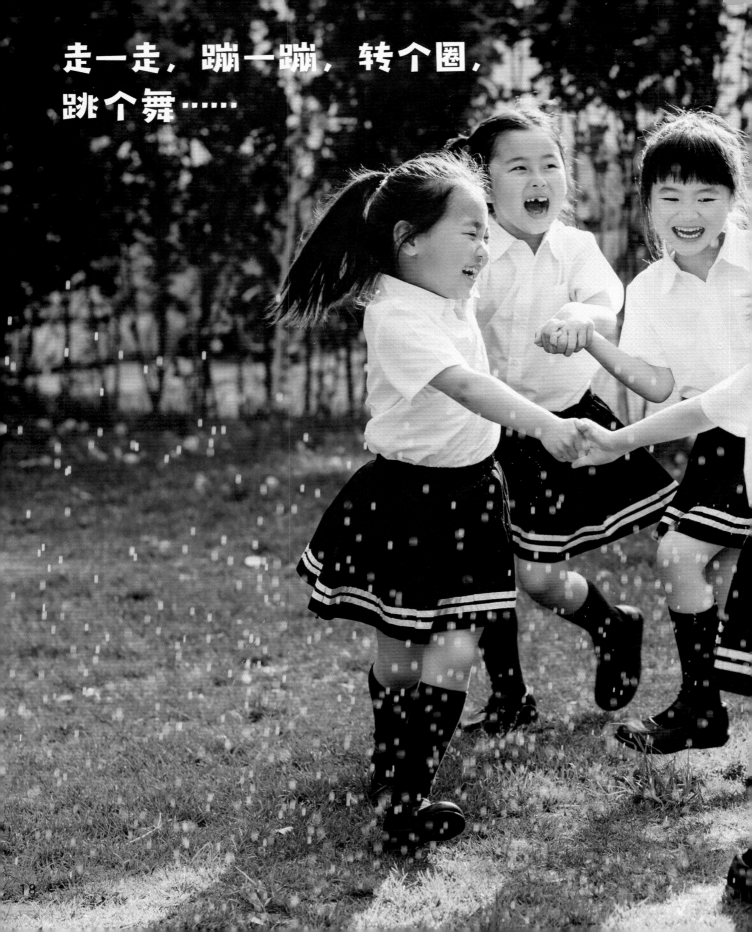

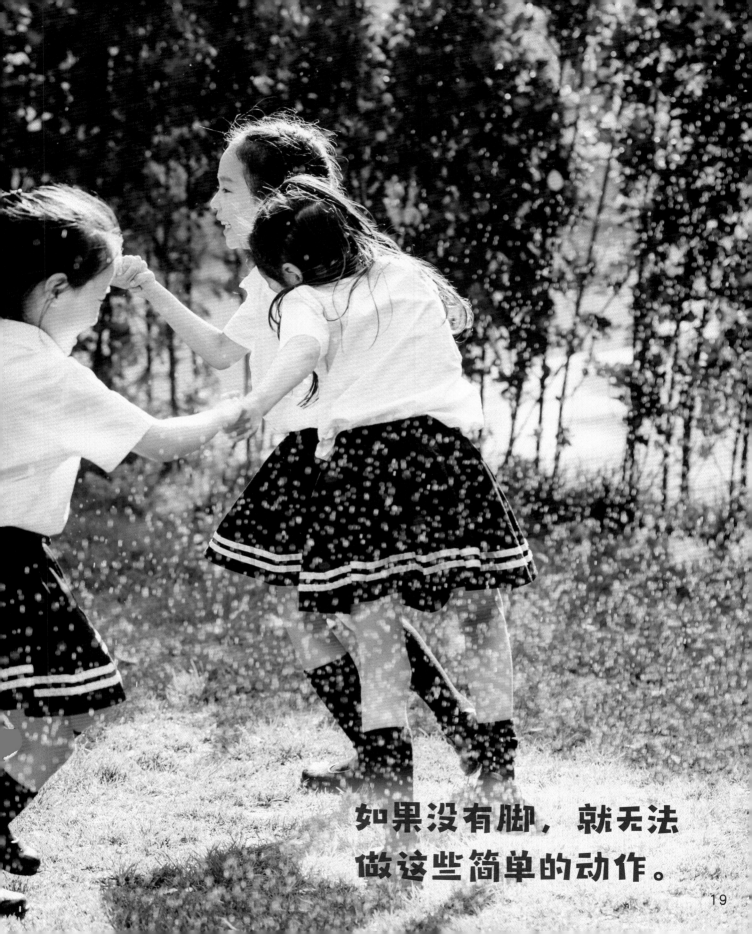

如果没有脚，就无法
做这些简单的动作。

19

脚 还能做这些……

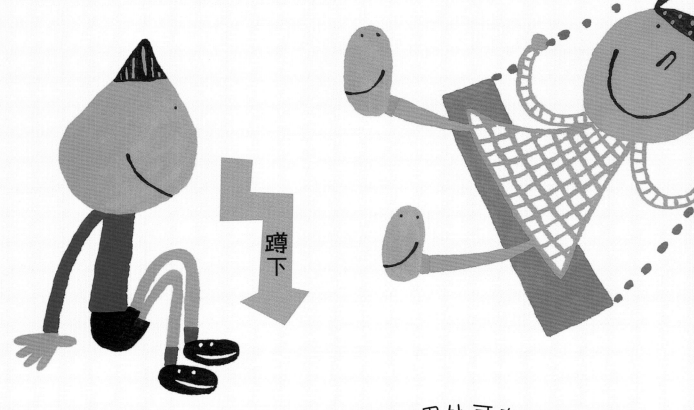

弯曲膝盖，就可以蹲下。

蹲下

脚的用处可真大！

跳

脚让我们站起来，
脚让我们走路……

双脚蹬地。哇，蹦起来了！

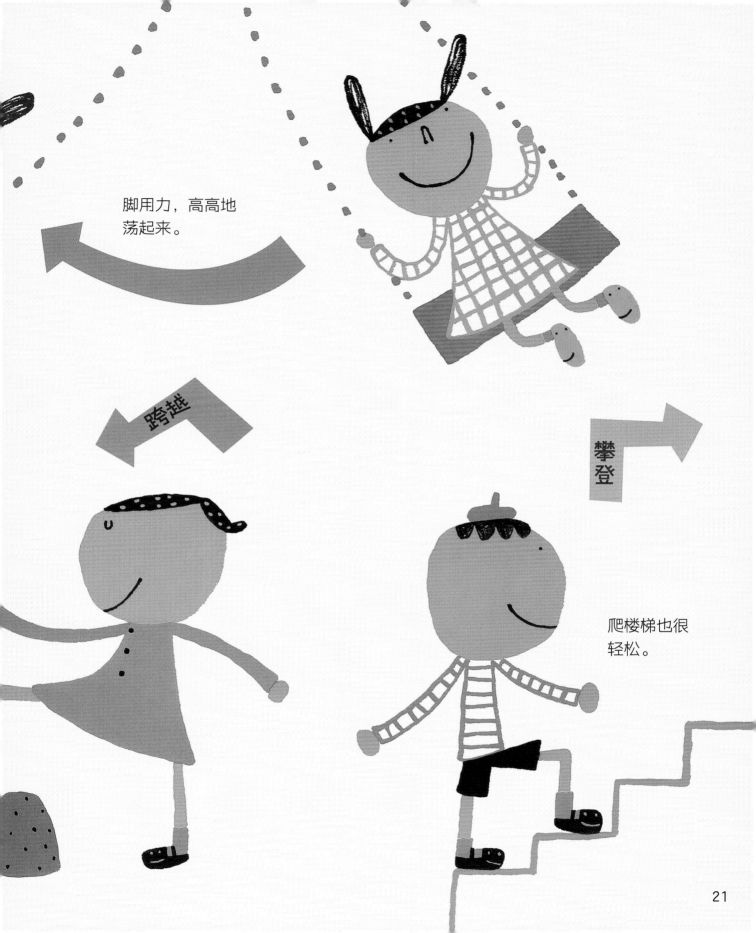

脚用力，高高地
荡起来。

跨越

攀登

爬楼梯也很
轻松。

仔细看看脚。

脚趾上也有细细的纹路哟。

和你的脚比一比！

第二趾　大脚趾

第三趾

第四趾

小脚趾

脚尖

脚指甲
长了也要剪掉哟。

脚背

跟腱
这里细细的。

脚踝
摸上去硬硬的。

脚掌

足弓
这里会凹下去。

脚后跟

22

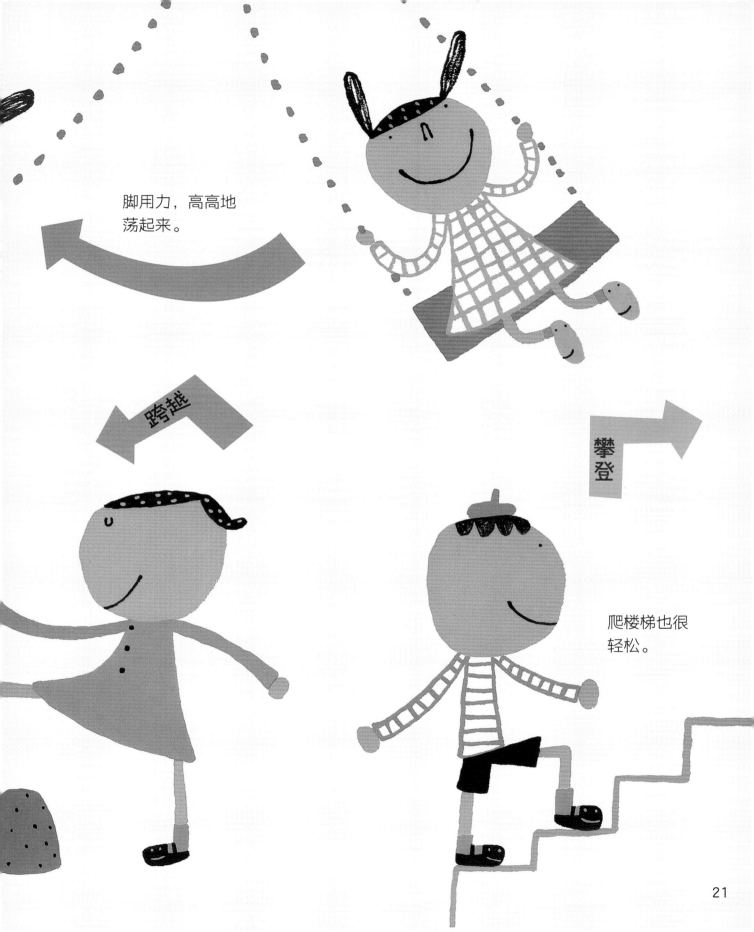

脚用力，高高地
荡起来。

跨越

攀登

爬楼梯也很
轻松。

仔细看看脚。

和你的脚比一比！

脚趾上也有细细的纹路哟。

第二趾　大脚趾

第三趾

第四趾

小脚趾

脚指甲
长了也要剪掉哟。

脚尖

脚掌

脚背

跟腱
这里细细的。

脚踝
摸上去硬硬的。

足弓
这里会凹下去。

脚后跟

22

腿的骨头又粗又壮，这样才能支撑起身体。

膝盖骨
是保护膝关节的骨头。

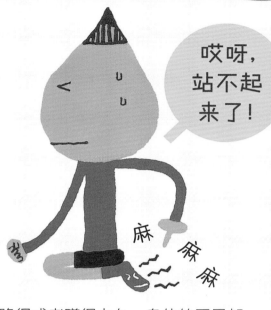

哎呀，站不起来了！

麻 麻 麻

跪得或者蹲得太久，身体的重量都压在了脚上，血液很难流到脚尖，脚就会麻麻的。

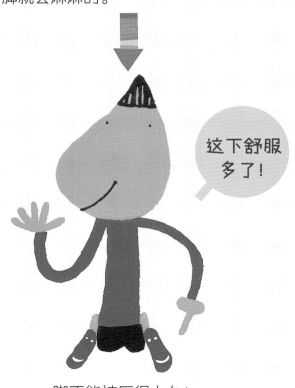

这下舒服多了！

脚不能被压得太久！

25

谢谢你，脚！

躺着。

刚出生的小宝宝，只会蹬蹬小脚丫。

会爬了！

手脚并用，到处爬。

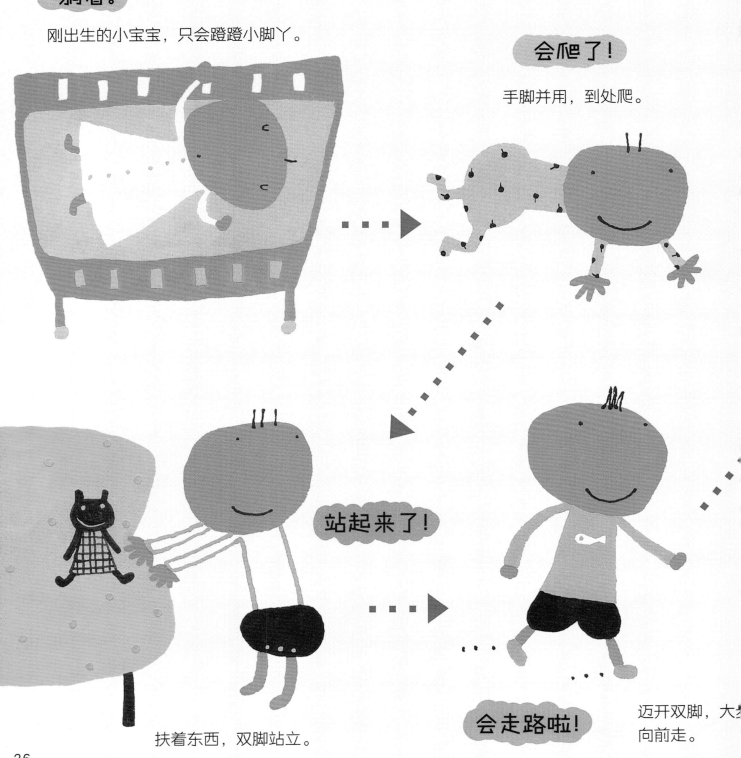

站起来了！

扶着东西，双脚站立。

会走路啦！

迈开双脚，大步
向前走。

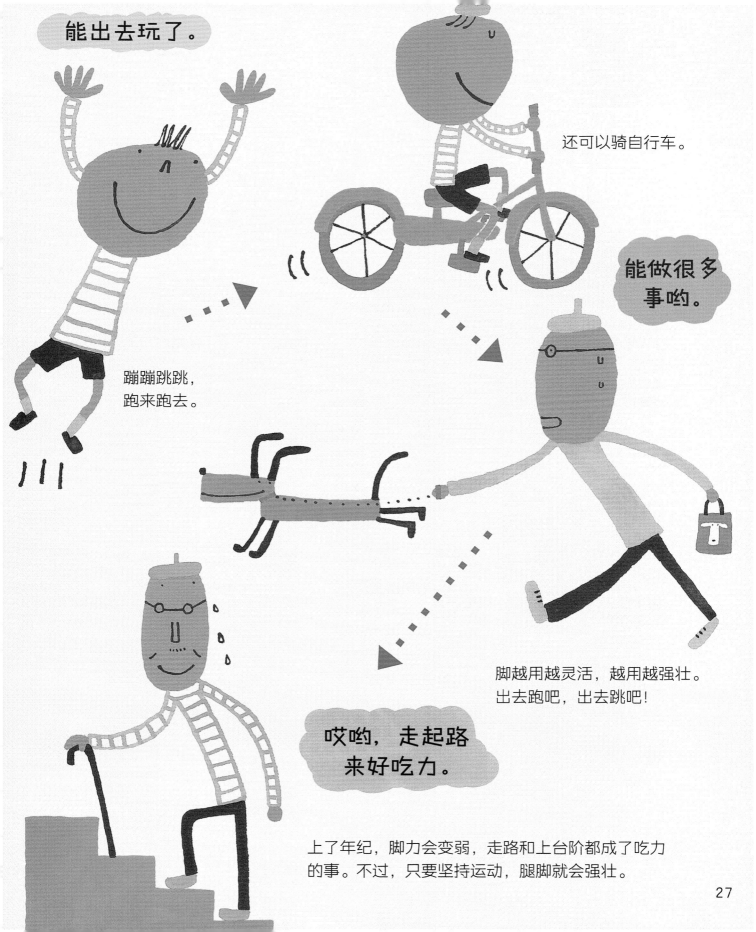

能出去玩了。

还可以骑自行车。

能做很多
事哟。

蹦蹦跳跳，
跑来跑去。

脚越用越灵活，越用越强壮。
出去跑吧，出去跳吧！

哎哟，走起路
来好吃力。

上了年纪，脚力会变弱，走路和上台阶都成了吃力
的事。不过，只要坚持运动，腿脚就会强壮。

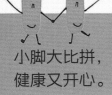

小脚大比拼，
健康又开心。

用脚来试一试吧！

用脚玩
猜拳！

双脚并拢是"石头"，
前后打开是"剪刀"，
横着跨开就是"布"。

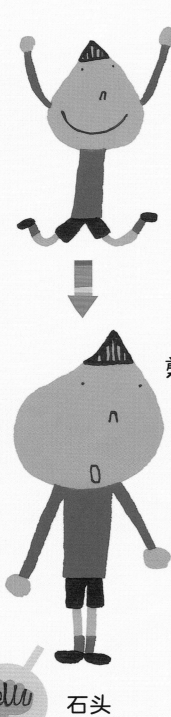

石头，
剪 刀——
布！

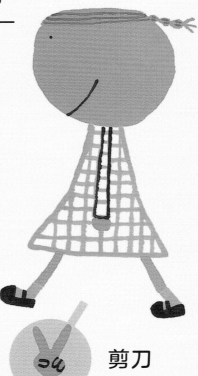

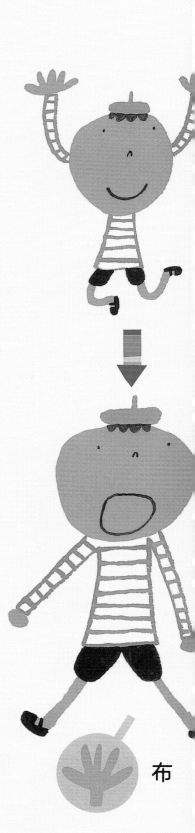

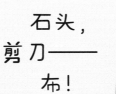 石头

剪刀

布

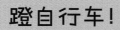

蹬自行车!

躺下来,抬高脚,
假装在蹬自行车。

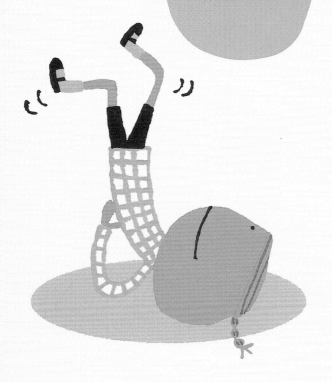

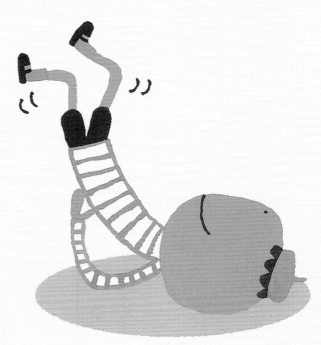

兔子跳!

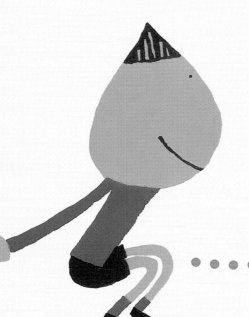

跳!跳!跳!

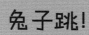

学学小兔子,一蹦
一蹦向前跳。

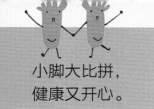

小脚大比拼，
健康又开心。

和好朋友动动脚，
一起玩游戏吧！

玩捉迷藏啦！

快跑呀，不要被抓住！
要是被抓住，就轮到你
去抓人啦！

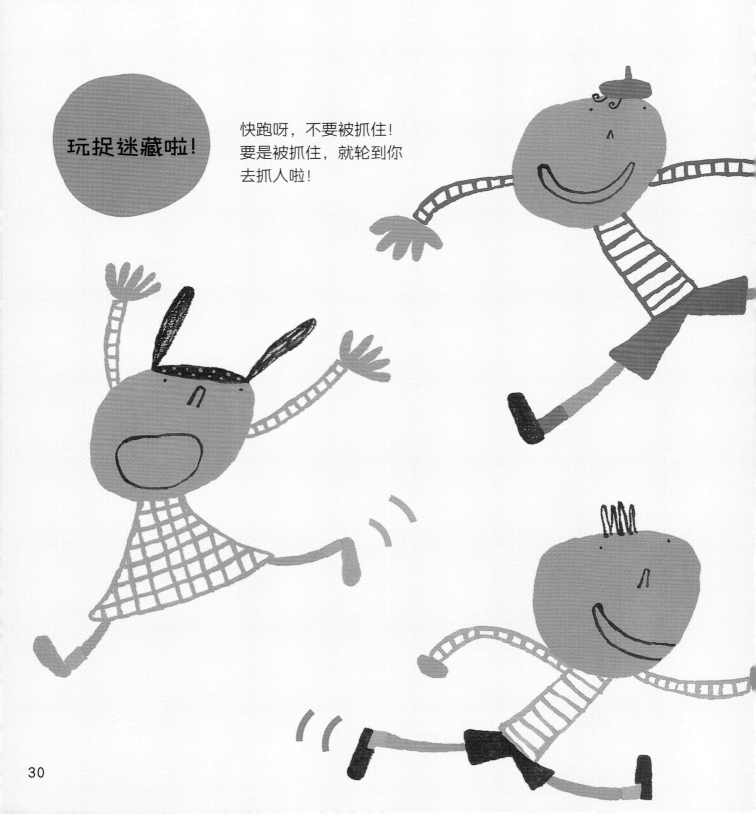

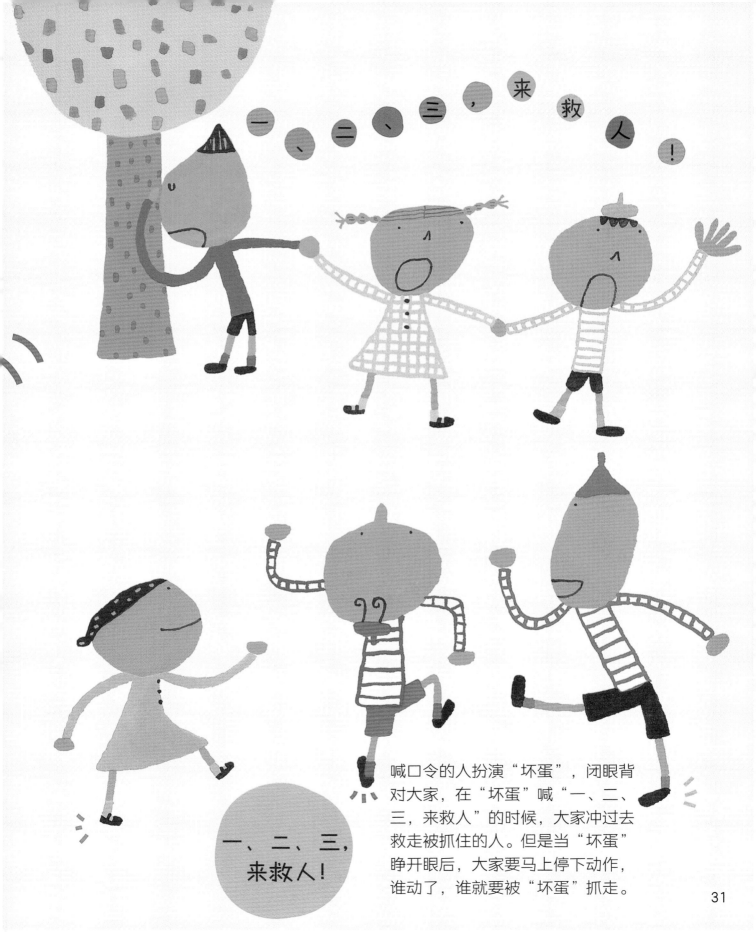

一、二、三，来救人！

一、二、三，来救人！

喊口令的人扮演"坏蛋"，闭眼背对大家，在"坏蛋"喊"一、二、三，来救人"的时候，大家冲过去救走被抓住的人。但是当"坏蛋"睁开眼后，大家要马上停下动作，谁动了，谁就要被"坏蛋"抓走。

她的手套和靴子都丢了一只，
快帮忙找一找吧！

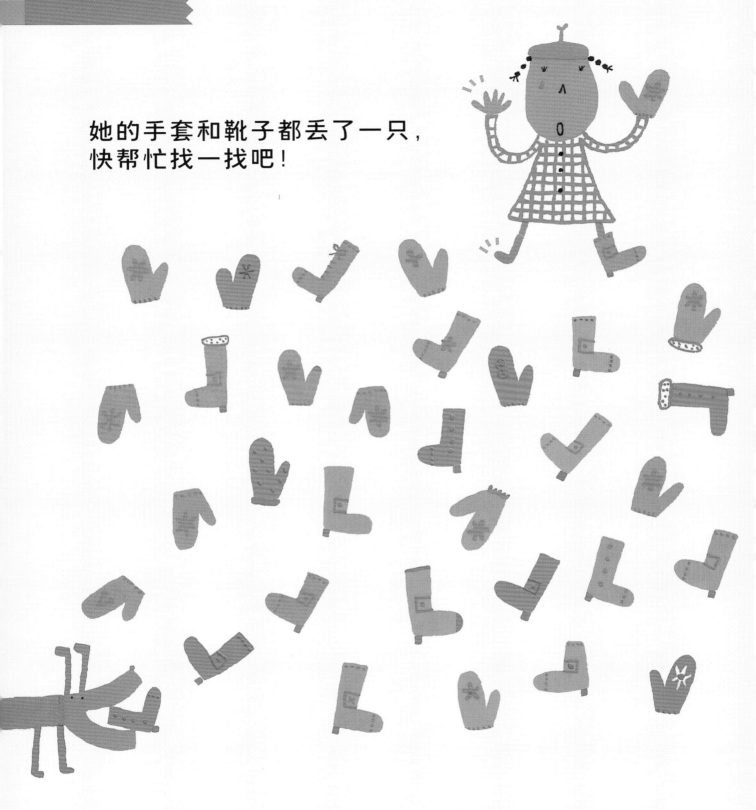

身体大发现 认识我自己

身体迷宫大探险

[日]La Zoo 文　[日]菅原启子 图　杨鑫仪 译

身体里面有什么呢？
真想看一看啊。

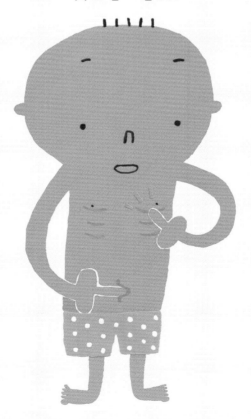

乐乐趣

南京大学出版社

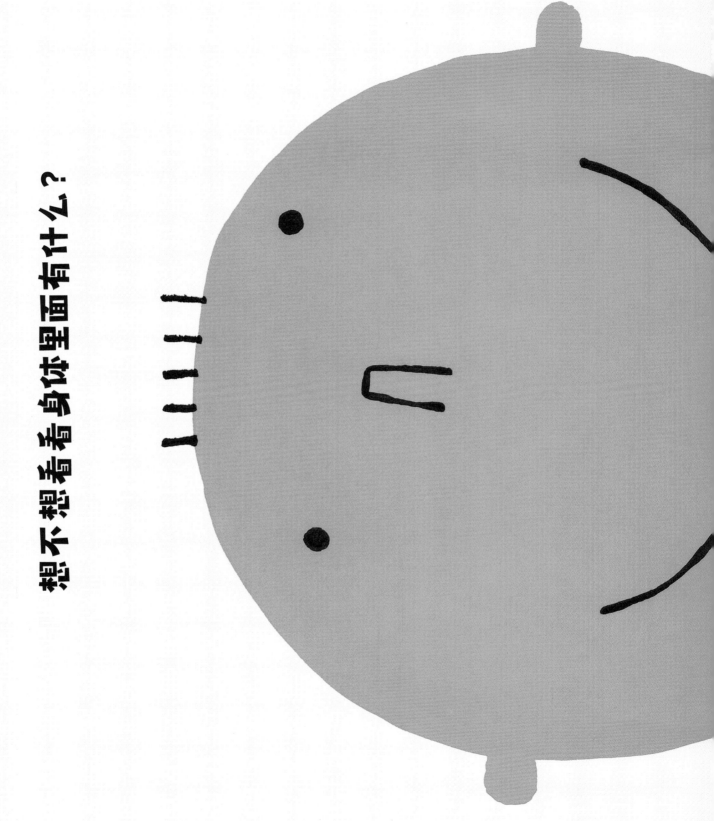

想不想看看身体里面有什么？

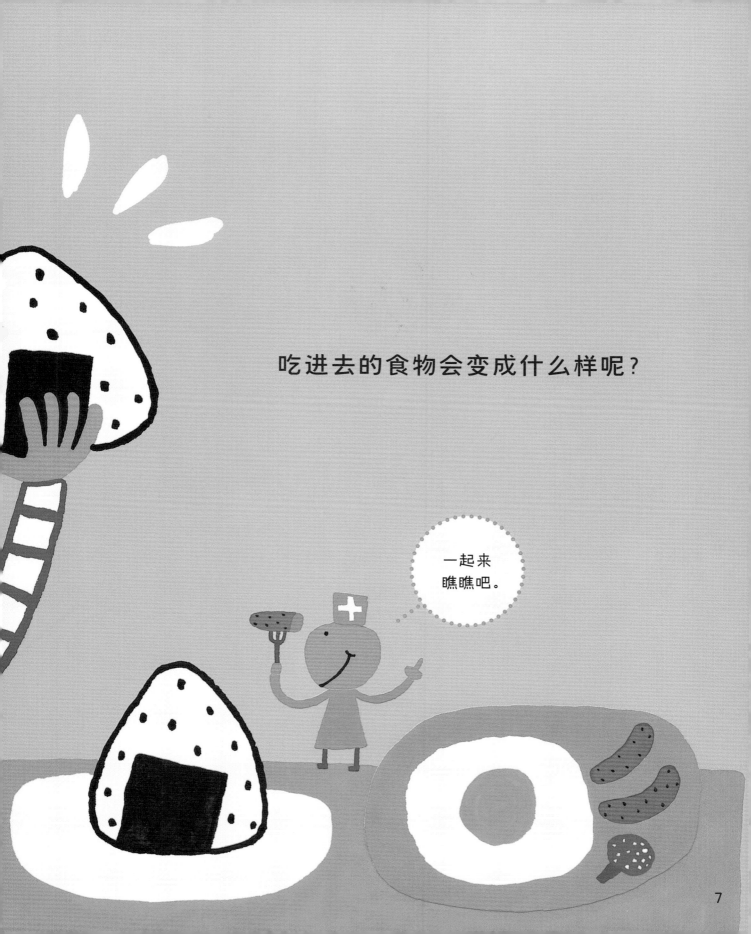

吃进去的食物会变成什么样呢？

一起来
瞧瞧吧。

和食物一起去身体里旅行吧!

开吃啦!

食道
食物从这里进入胃里。

胃液能让营养从食物里出来哟!

食道送来了食物,开始搅拌粉碎!

食物变成糊糊,就能送去小肠喽!

胃
食物的粉碎搅拌机,能分泌胃液

胆囊
排出的胆汁能分解油脂。

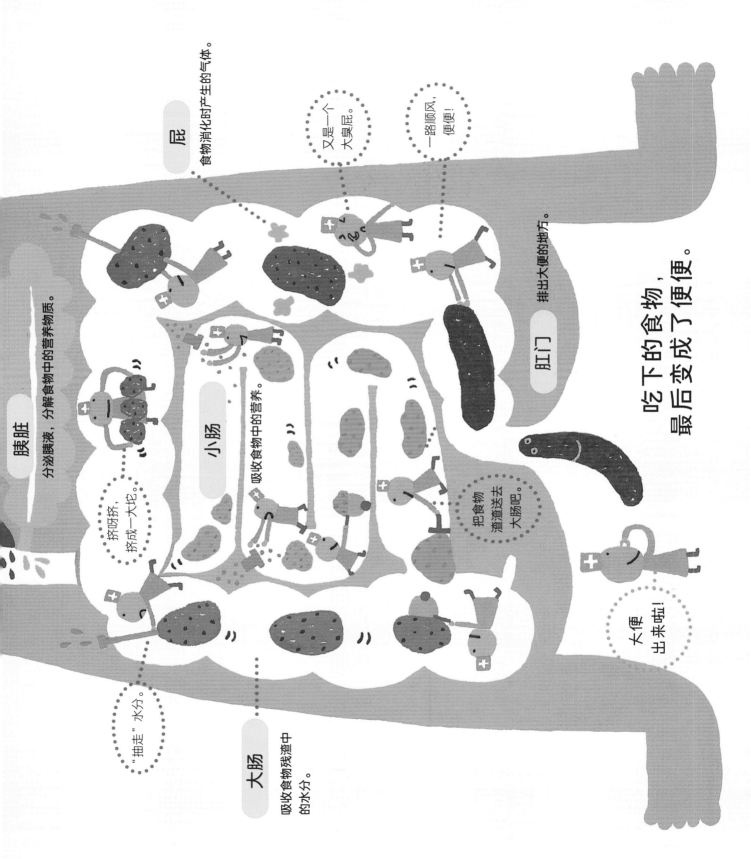

吃下的食物，
最后变成了便便。

胰脏
分泌胰液，分解食物中的营养物质。

屁
食物消化时产生的气体。

肛门
排出大便的地方。

小肠
吸收食物中的营养。

大肠
吸收食物残渣中
的的水分。

又是一个
大臭屁。

一路顺风，
便便！

把食物
渣渣送去
大肠吧。

大便
出来啦！

挤呀挤，
挤成一大坨。

"抽走"水分。

不小心划破手指，流血了……

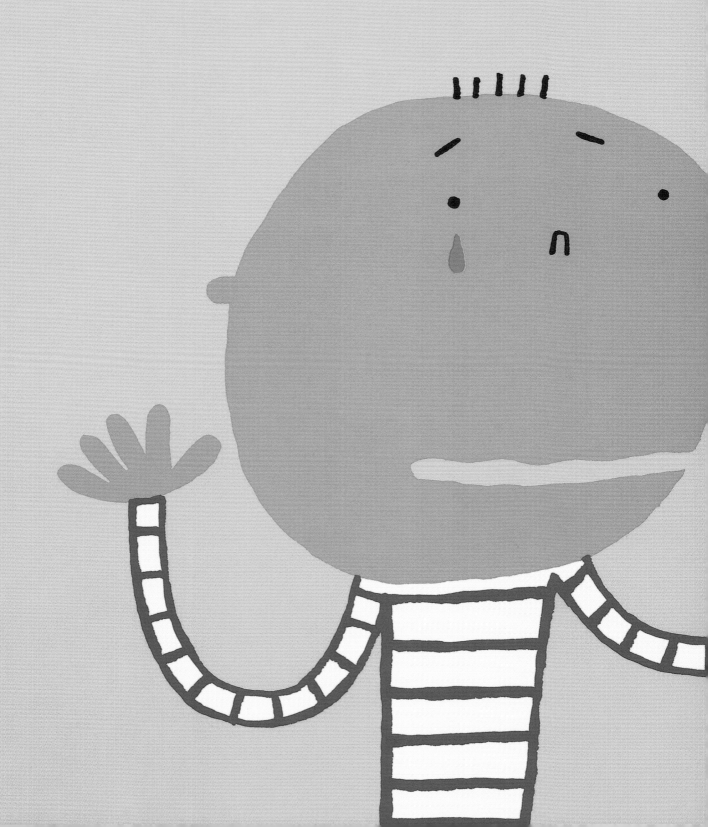

为什么会流血呢？

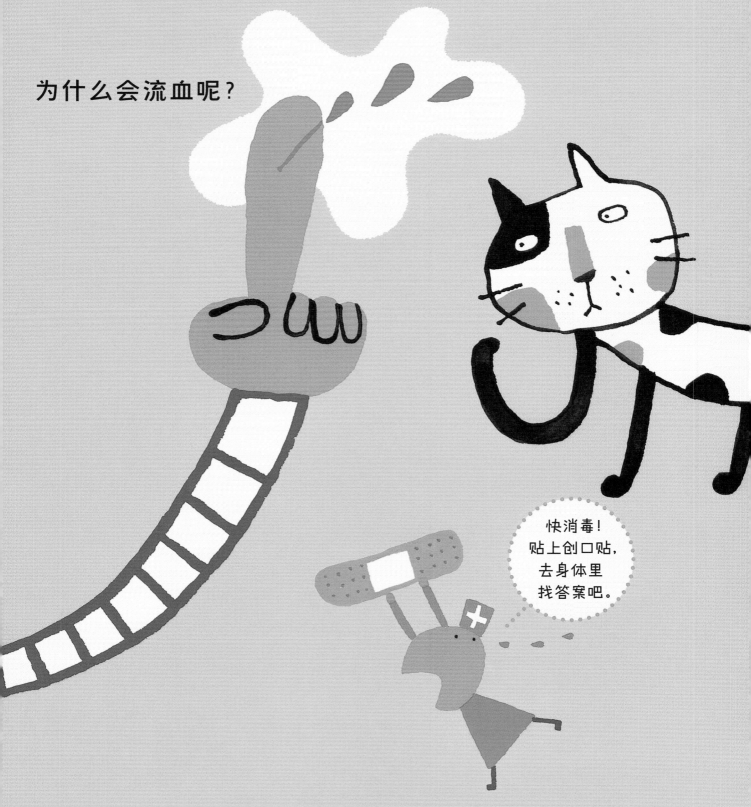

快消毒！
贴上创口贴，
去身体里
找答案吧。

因为身体里有运送血液的血管。

二氧化碳，再见啦！

排出身体里不需要的二氧化碳。

疲惫的血液把二氧化碳带回来啦。

嘴巴

气管
空气进入身体的通道。

把活力满满的血液送往全身。

心脏

让回来的血液去肺里吸收氧气。

肺

氧气让血液活力满满！

新鲜空气，快请进！

吸入含有氧气的新鲜空气。

血管

动脉
把吸收了氧气的新鲜血液送到身体各处。

静脉
把带着二氧化碳的疲惫血液送回心脏。

12

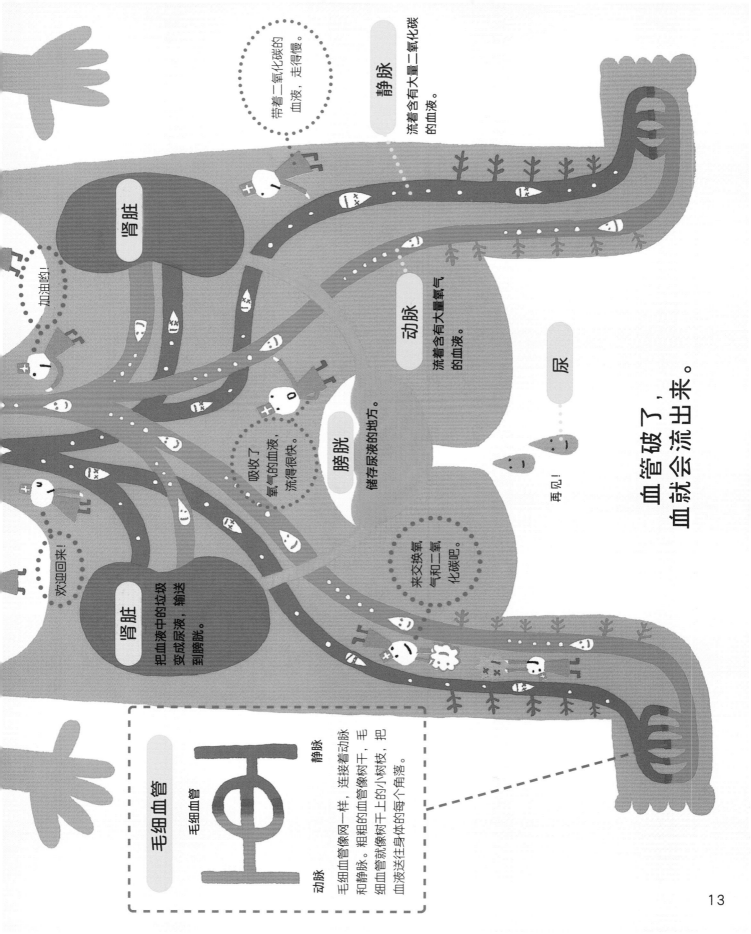

带着二氧化碳的血液，走得慢。

静脉

流着含有大量二氧化碳的血液。

肾脏

加油吧！

欢迎回来！

肾脏

把血液中的垃圾变成尿液，输送到膀胱。

吸收了氧气的血液，流得很快。

膀胱

储存尿液的地方。

动脉

流着含有大量氧气的血液。

尿

再见！

来交换氧气和二氧化碳吧。

血管破了，
血就会流出来。

毛细血管

毛细血管

动脉

静脉

毛细血管像网一样，连接着动脉和静脉。粗粗的血管像树干，毛细血管就像树干上的小树枝，把血液送往身体的每个角落。

13

摸一摸身体，有硬硬的地方，
也有软软的地方。

这里
软乎乎的。

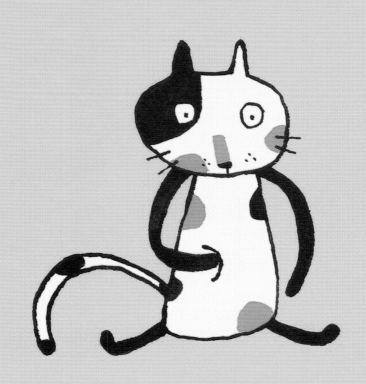

这是怎么回事呢？

这里
硬硬的。

一起去
看看吧！

15

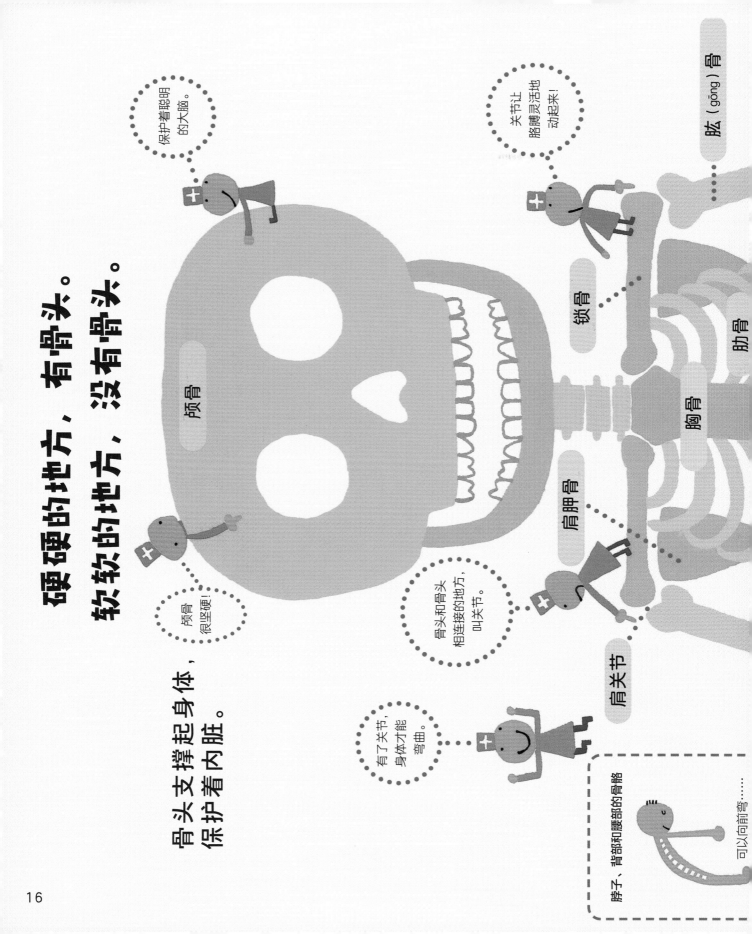

硬硬的地方，有骨头。
软软的地方，没有骨头。

骨头支撑起身体，
保护着内脏。

保护着聪明的大脑。

关节让胳膊灵活地动起来！

肱（gōng）骨

颅骨

锁骨

肋骨

颅骨很坚硬！

骨头和骨头相连接的地方，叫关节。

肩胛骨

胸骨

有了关节，身体才能弯曲。

肩关节

脖子、背部和腰部的骨骼

可以向前弯……

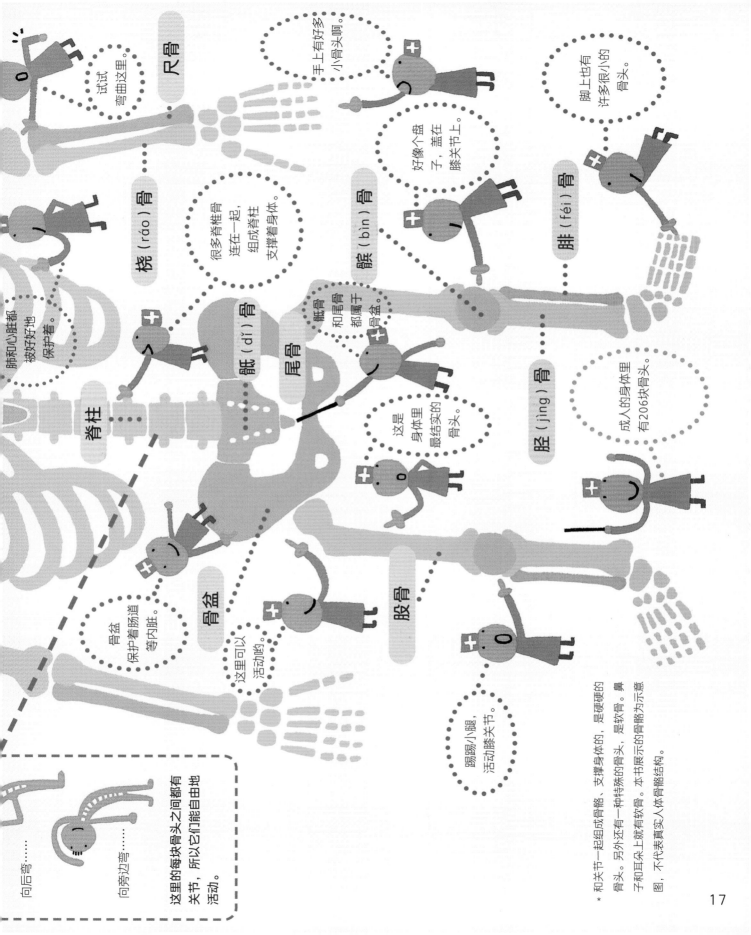

身体能做出各种各样的动作。

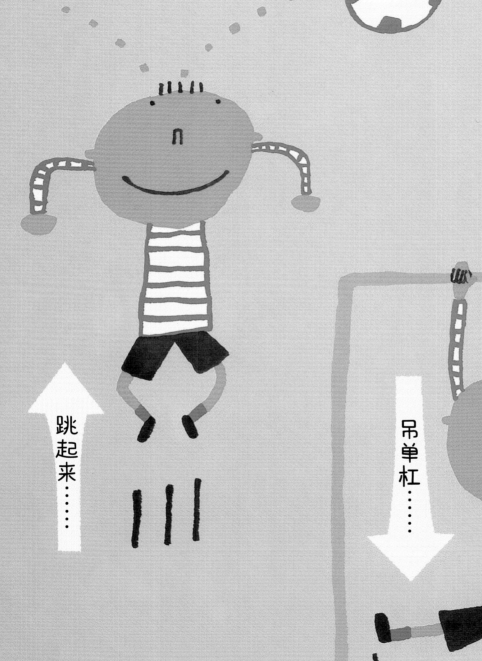

跳起来……

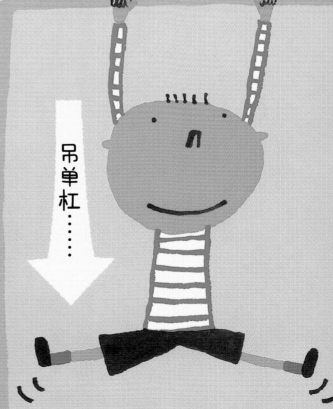

吊单杠……

为什么身体能动呢？

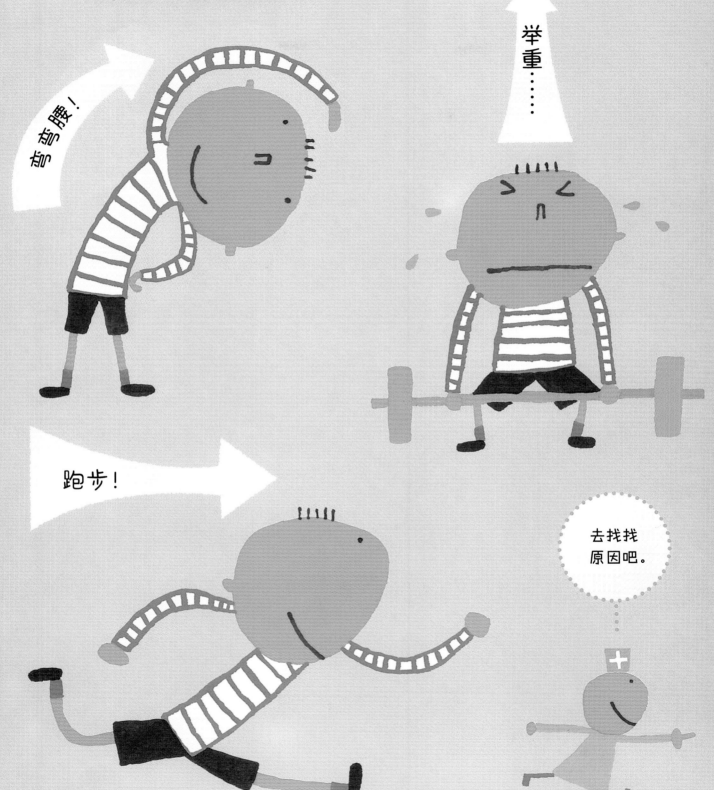

弯弯腰！

举重……

跑步！

去找找
原因吧。

因为有肌肉，所以身体能动起来。

附着在骨头上的随意肌能舒展收缩，拉动骨头，让身体按照人的意愿活动。

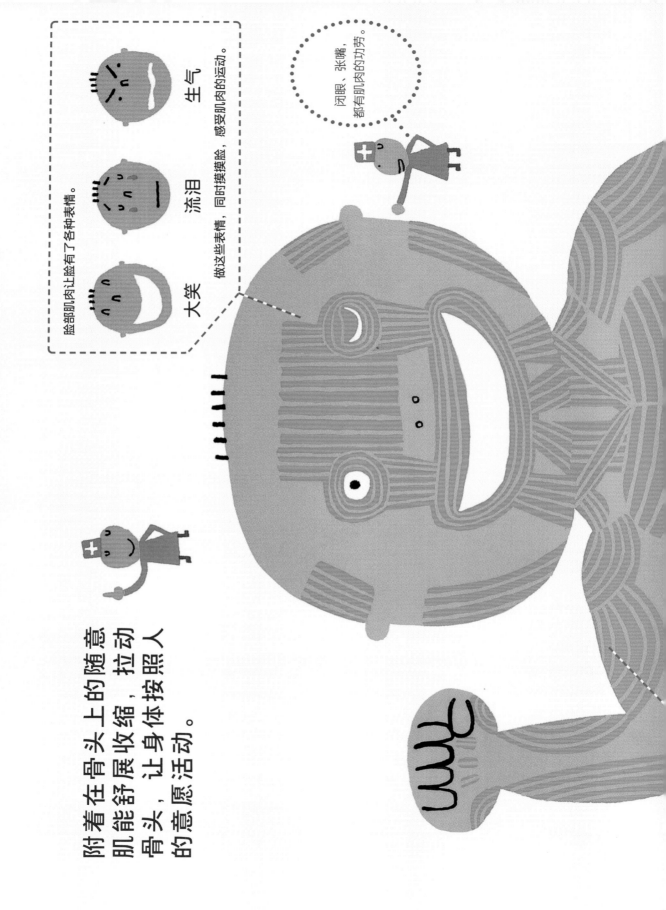

脸部肌肉让脸有了各种表情。

大笑　流泪　生气

做这些表情，同时摸摸脸，感受肌肉的运动。

闭眼、张嘴，都有肌肉的功劳。

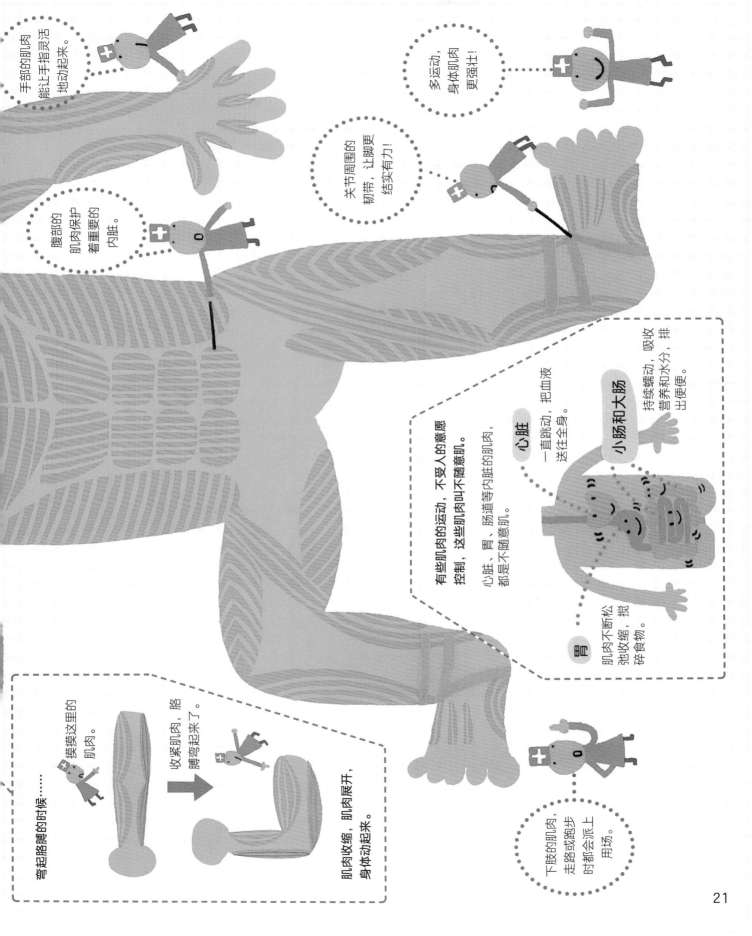

手部的肌肉能让手指灵活地动动起来。

多运动，身体肌肉更强壮！

关节周围的韧带，让脚更结实有力！

腹部的肌肉保护着重要的内脏。

有些肌肉的运动，不受人的意愿控制，这些肌肉叫不随意肌。

心脏、胃、肠道等内脏的肌肉，都是不随意肌。

心脏
一直跳动，把血液送往全身。

小肠和大肠
持续蠕动，吸收营养和水分，排出便物。

胃
肌肉不断松弛收缩，搅碎食物。

弯起胳膊的时候……

摸摸这里的肌肉。

收紧肌肉，胳膊弯起来了。

肌肉收缩，肌肉展开，身体动起来。

下肢的肌肉，走路或跑步时都会派上用场。

21

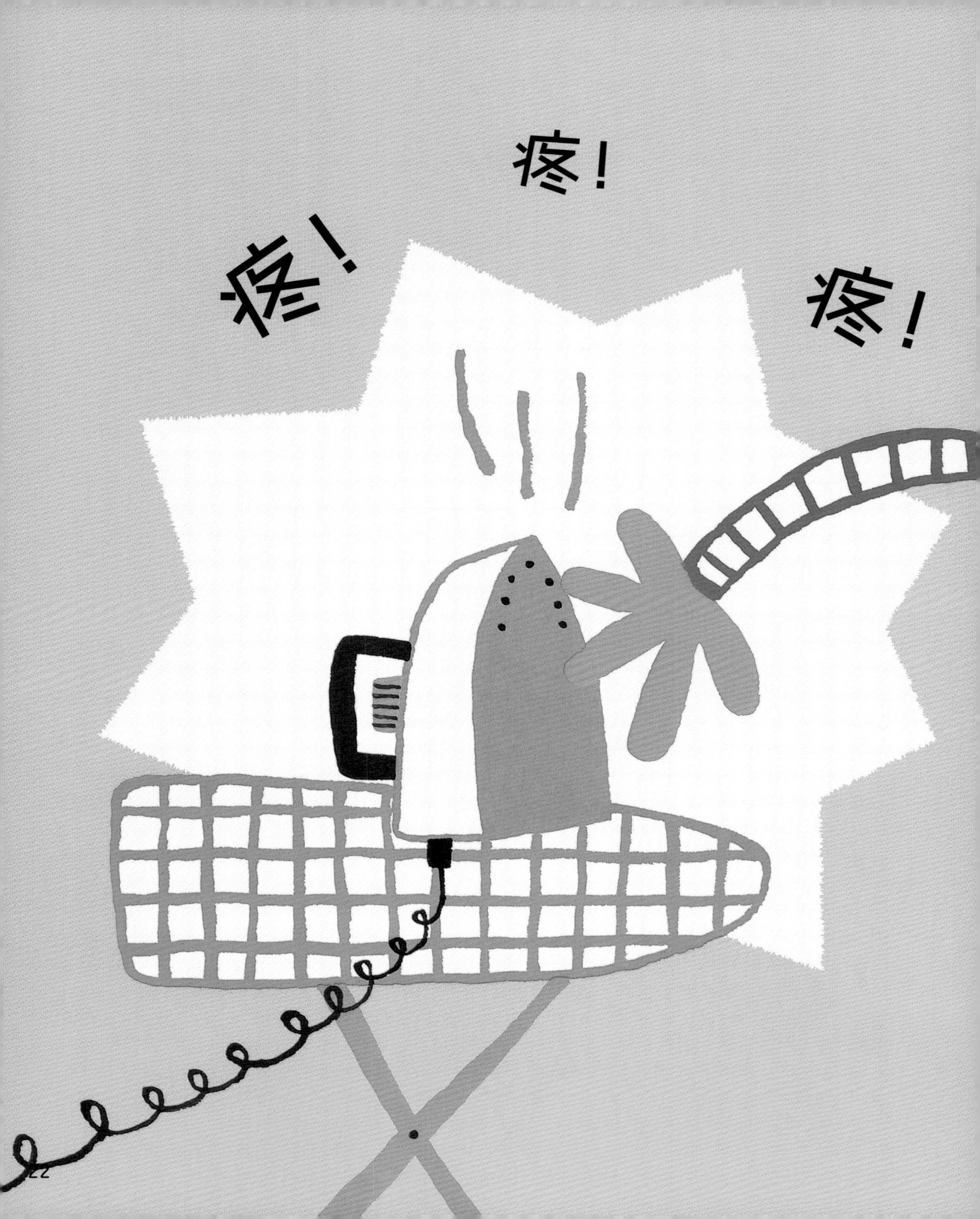
疼！
疼！
疼！

为什么会觉得疼呢？

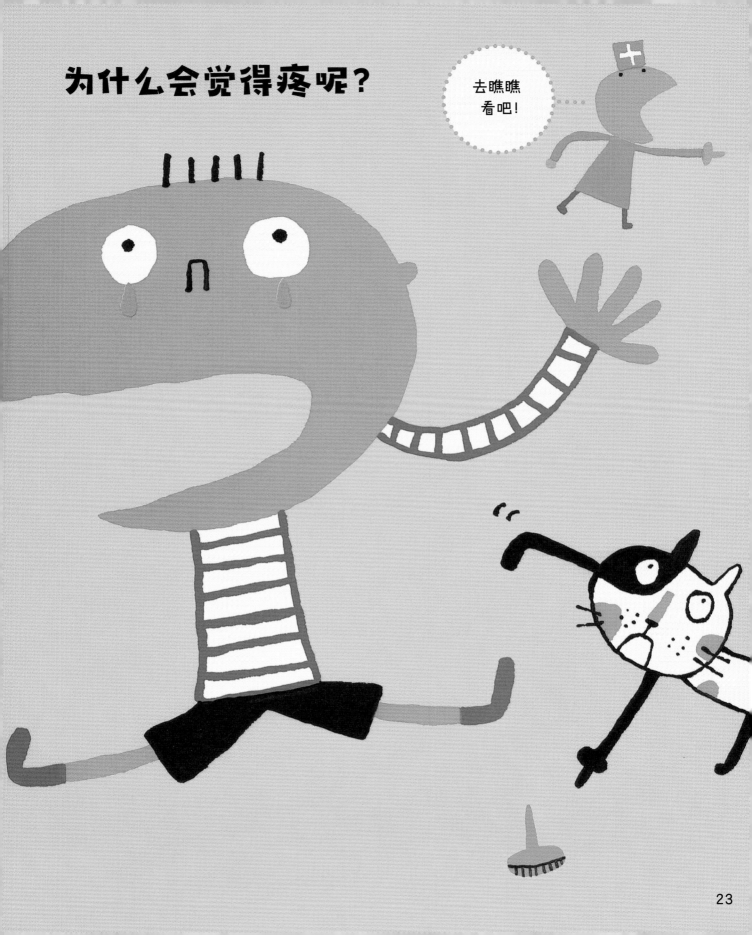

去瞧瞧看吧！

23

因为身体里有像网络一样的神经系统。

神经系统将身体的
感觉传递给大脑，
再把大脑的指令传
达给身体。

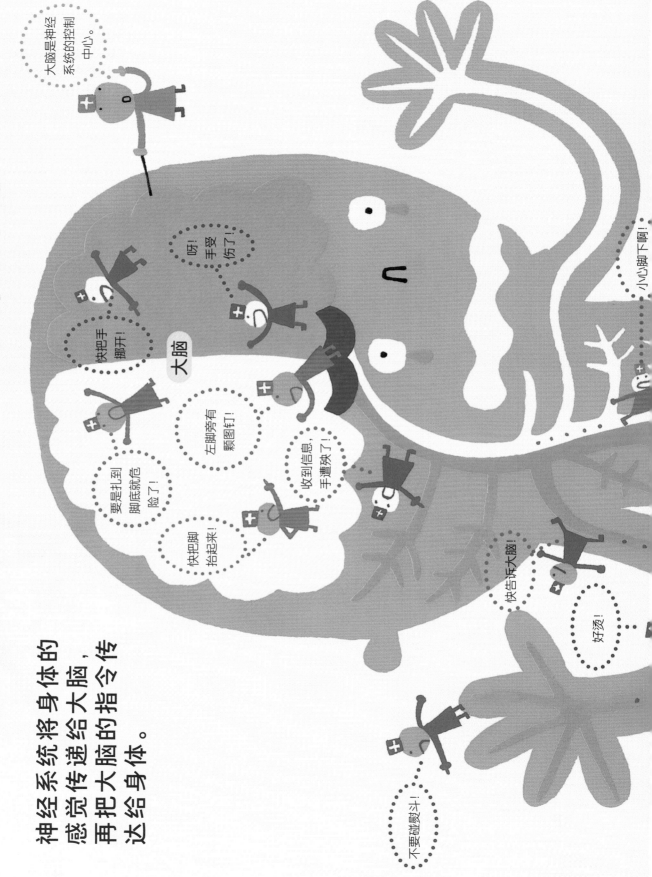

24

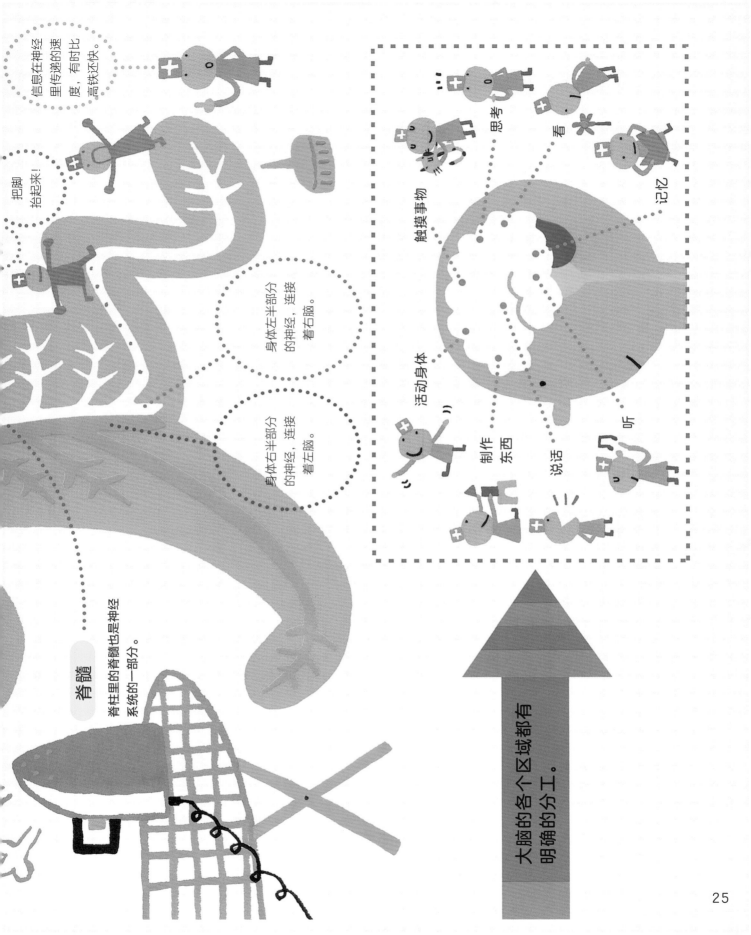

信息在神经里传递的速度，有时比高铁还快。

把脚抬起来!

身体左半部分的神经，连接着右脑。

身体右半部分的神经，连接着左脑。

脊髓
脊柱里的脊髓也是神经系统的一部分。

思考

看

记忆

触摸事物

活动身体

制作东西

说话

听

大脑的各个区域都有明确的分工。

身体需要这些……

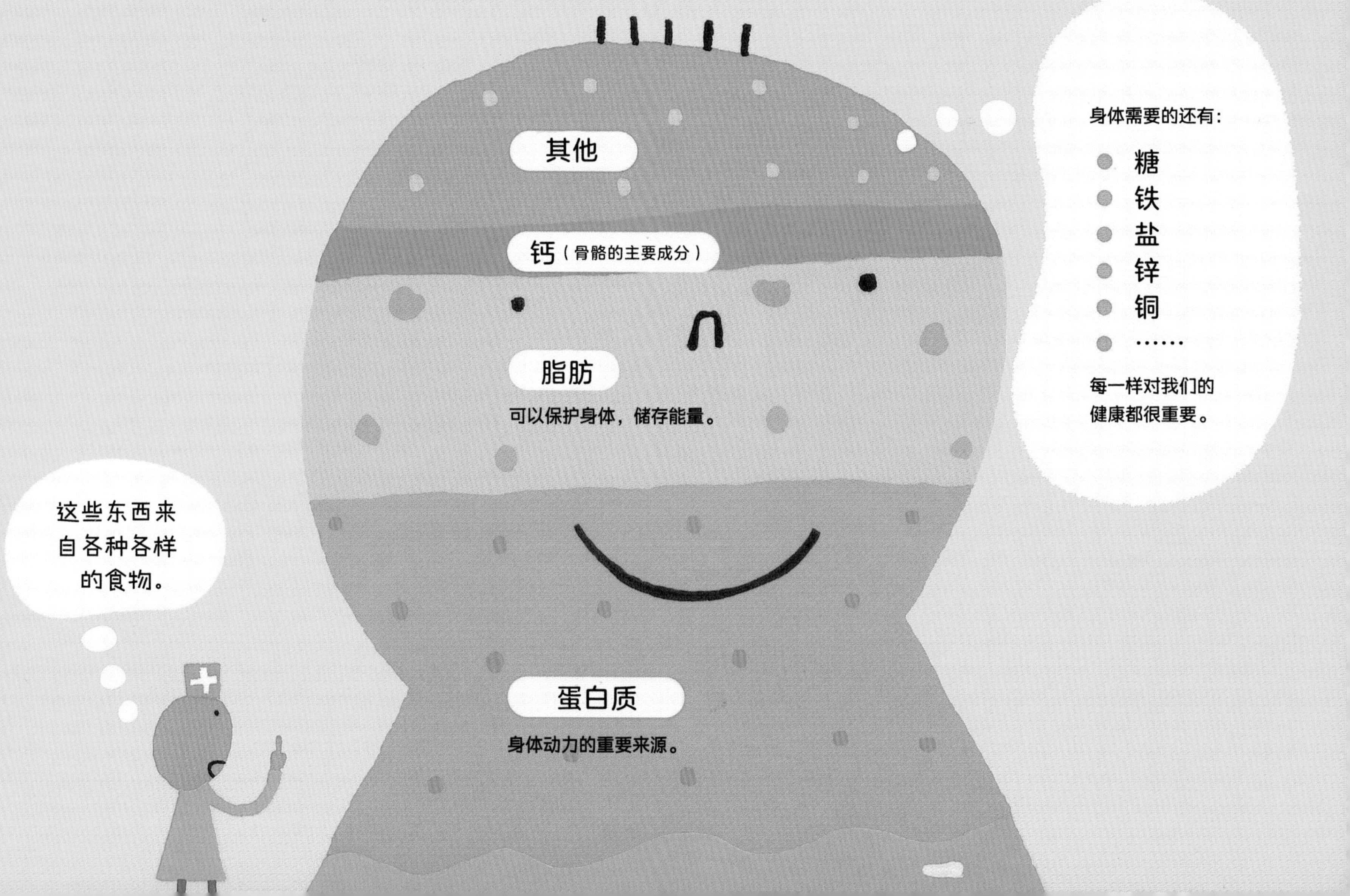

身体需要的还有：

糖　铁　盐　锌　铜　……

每一样对我们的健康都很重要。

其他

钙（骨骼的主要成分）

脂肪
可以保护身体，储存能量。

蛋白质
身体动力的重要来源。

这些东西来
自各种各样
的食物。

26

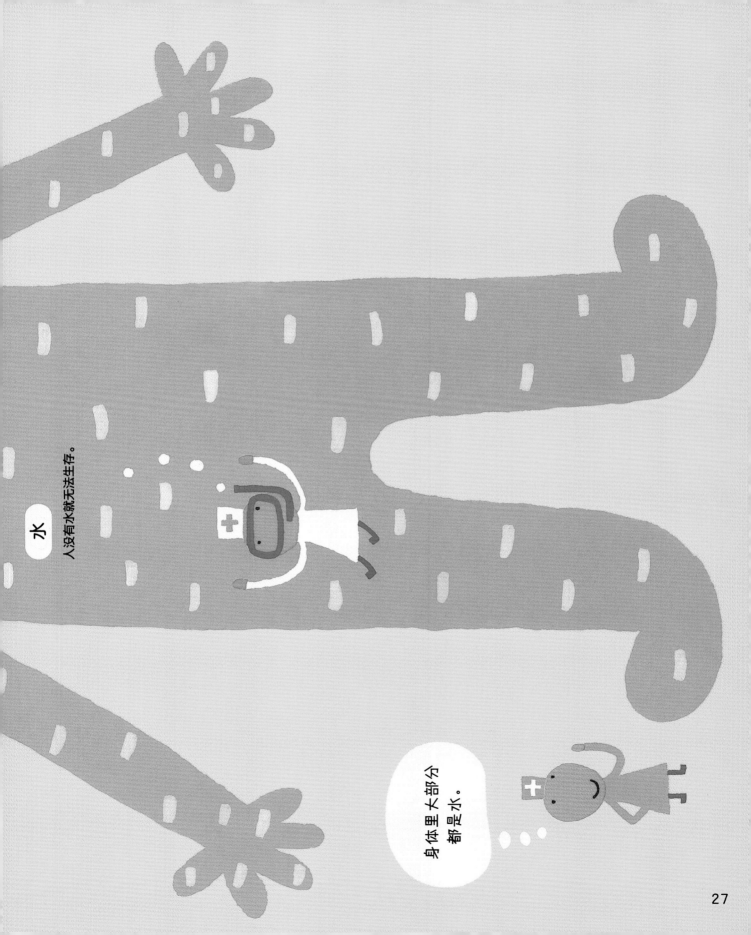

水

人没有水就无法生存。

身体里大部分都是水。

要想健康成长，
就得多吃对身体好的食物。

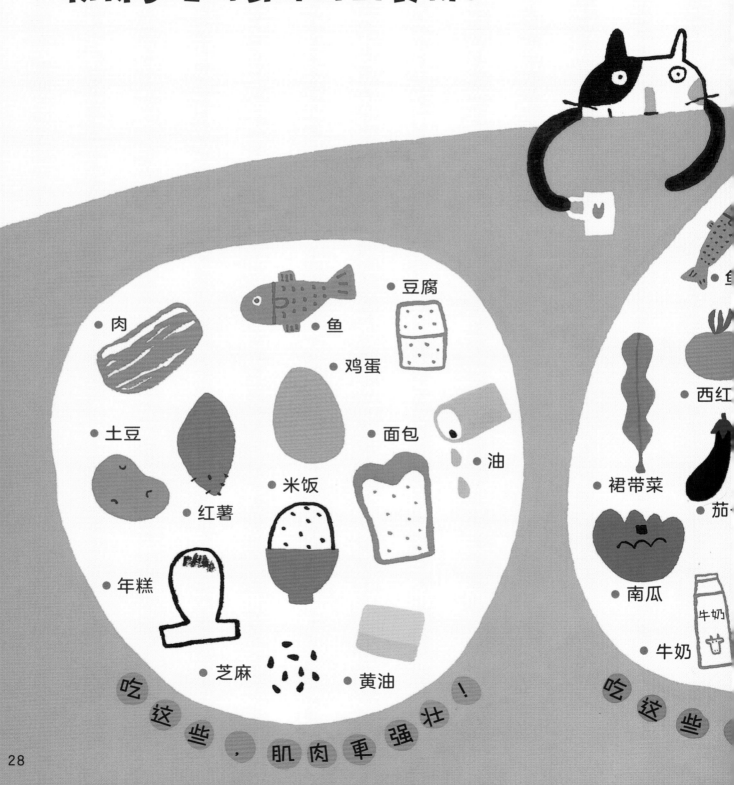

肉

鱼

豆腐

鸡蛋

土豆

面包

油

红薯

米饭

年糕

芝麻

黄油

西红

裙带菜

茄

南瓜

牛奶

吃 这 些 ， 肌 肉 更 强 壮 ！

吃 这 些

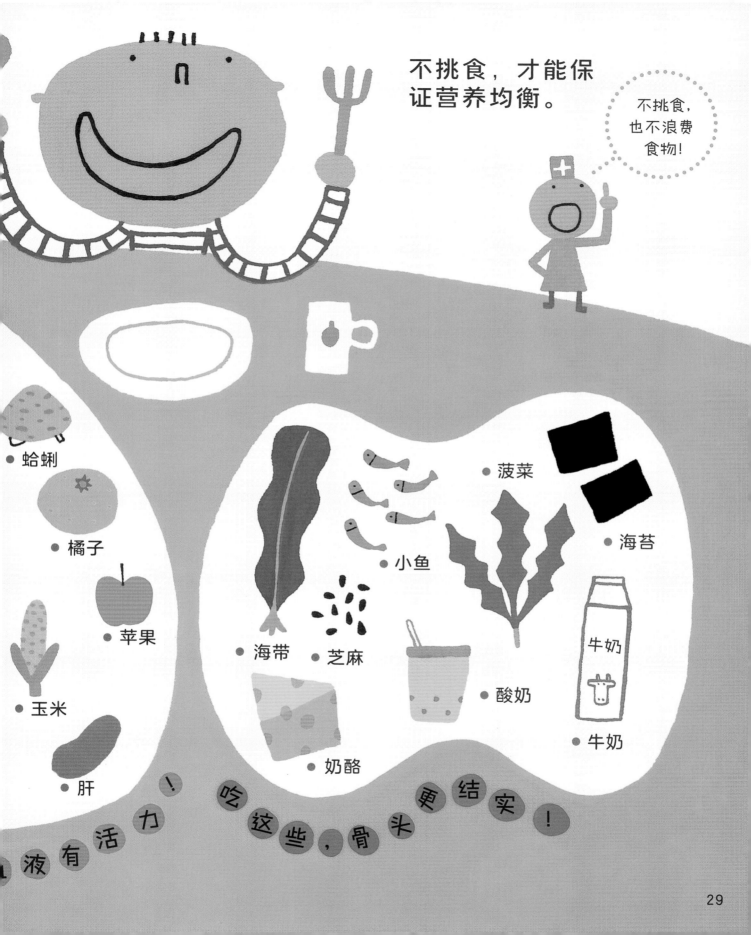

不挑食，才能保证营养均衡。

不挑食，也不浪费食物！

蛤蜊

橘子

苹果

玉米

肝

海带

芝麻

奶酪

小鱼

菠菜

海苔

酸奶

牛奶

牛奶

液有活力！吃这些，骨头更结实！

29

医生的伙伴被怪兽吞进肚子里了！从起点出发，将他们挨个救出来吧！
记住，同一条路不能走两次。

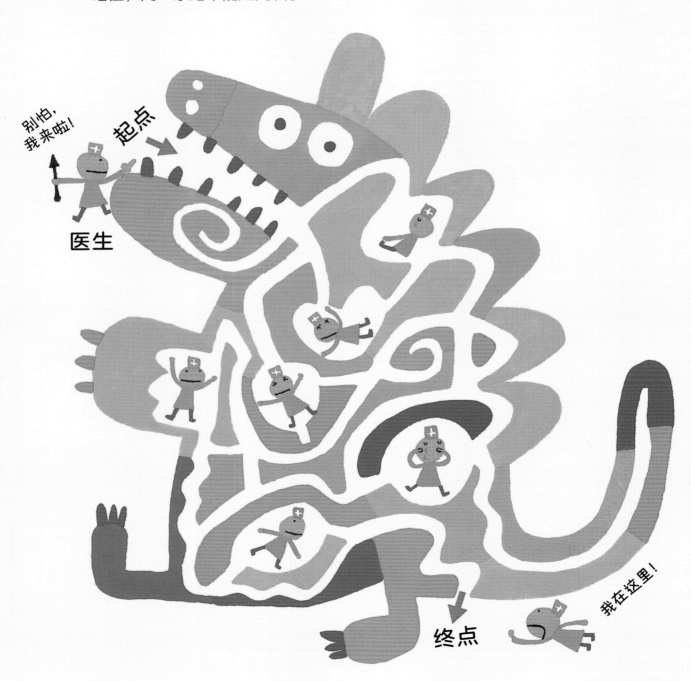